NORDIC
WALKING

GESUND ERNÄHREN
UND BEWEGEN

Empfehlungen für herzgesunde Ernährung und
Gewichtsmanagement mit Nordic Walking

DOROTHEA HIEMER I NINA KRAUDZUN I CARMEN SCHINDLER

powered by Becel

NORDIC WALKING
SPEZIAL

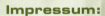

Impressum:

Herausgeber Deutscher Skiverband e. V., Planegg

Autoren Dorothea Hiemer | Nina Kraudzun | Carmen Schindler

Schlussredaktion Wencke Hölig

Bilder Becel, Deutsche Sporthochschule Köln, Initiative gesund leben und ernähren e. V., Tobias Luthe, Polar, Stefan Rebke, Stiftung zur Prävention der Arteriosklerose

Grafisches Konzept Andrea Bäumler, Wielenbach

Herstellung Margit Strohmeier-Knödel

Lektorat Eva Hampl

Druck fgb · freiburger graphische betriebe · www.fgb.de

© 2006

ISBN Nr.: 3-938963-08-5

ISBN Nr.: 978-3-938963-08-1

Inhaltsverzeichnis

Es ist ein halbes Jahrhundert nach der Wirtschaftswunderzeit – doch der Wohlstandsspeck scheint hartnäckig zu sein. Jeder zweite Deutsche ist zu dick.

Zu viel, zu fett, zu süß oder zu salzig – genau so ernährt sich der Durchschnitts-Deutsche. Das hat die Deutsche Gesellschaft für Ernährung in ihrem jüngsten Ernährungsbericht festgestellt.
Doch nur eine vielseitige, cholesterinbewusste Ernährung, die gleichzeitig ein sinnvolles Gewichtsmanagement betreibt, kann als herzgesund und der Fitness zuträglich angesehen werden.

Welche Risikofaktoren krank machen, welche Ernährung als schädlich an gesehen werden kann, und wie wiederum Nahrungsmittel für Wohlbefinden, Fitness und Gesundheit sorgen können, wird auf den folgenden Seiten dargestellt.

Neben der Ernährung ist für ein Rundum-Wohlbefinden aber gerade Bewegung von entscheidender Bedeutung für die körperliche Leistungsfähigkeit. Nordic Walking ist eine natürliche Fortbewegungsform mit einer moderaten Beanspruchung des Herz-Kreislauf-Systems, der Atemorgane und großer Muskelgruppen.
Ein Sport mit hohem gesundheitlichem Wert also, besonders für Wiedereinsteiger, Untrainierte oder Übergewichtige.
Wie Sie als Nordic Walking Anfänger Ihr Training optimal steuern können, wie Sie Ihre Leistung diagnostizieren sollten, welche Methoden sinnvoll sind, und wie Ihr Trainingsplan aussehen könnte, das können Sie diesem Buch, bzw. aus anderen Bänden, die in dieser Reihe erschienen sind, entnehmen.

Viel Vergnügen also auf dem Weg in eine herzgesunde, fitte Ernährungs- und Lebensweise . . .

Die Autorinnen

Dorothea Hiemer
Nina Kraudzun
Carmen Schindler

ERNÄHRUNG

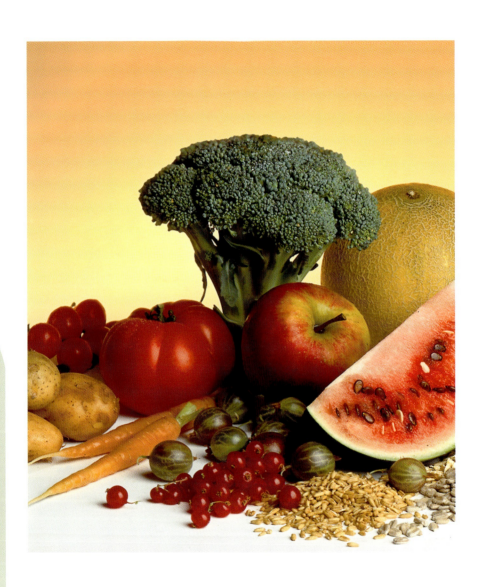

Damit ein Motor Leistung bringt, braucht er Kraftstoff – und zwar den richtigen. Beim menschlichen Körper funktioniert das sehr ähnlich. Er arbeitet nur dann einwandfrei, wenn er die richtigen Nährstoffe bekommt, die er für seine zahlreichen Aufgaben benötigt. Diese Nährstoffe „tanken" wir beim Essen – was wir essen bestimmt, ob es die richtigen Nährstoffe sind. Wer sich abwechslungsreich, ausgewogen und dabei fett- und kalorienbewusst ernährt, fühlt sich einfach besser und fitter und tut gleichzeitig eine Menge für sein persönliches Gesundheitsvorsorgeprogramm. Außerdem ist gesundes Essen die Basis für Wohlbefinden und Fitness, schmeckt lecker und macht einfach Spaß. Grund genug also, sich mit dem Thema „Essen" auseinander zu setzen.

1.1 Power aus der Küche

Natürlich beeinflusst das, was täglich auf dem Teller landet, nicht nur Gesundheit und Wohlbefinden allgemein, sondern auch die Leistungsfähigkeit. Das beste Trainingsprogramm bringt nämlich wenig, wenn die Energietanks leer sind. Diese Tanks lassen sich mit drei verschiedenen Kraftstoffen auffüllen: Fett, Kohlenhydraten und Eiweiß (Proteine), den energieliefernden Nährstoffen. Fette sorgen für eine ausdauernde, aber nicht unbedingt spritzig-schnelle Leistung, ähnlich dem Dieseltreibstoff. Quasi als Superbenzin stellen Kohlenhydrate einfach und effektiv, auch bei höherer körperlicher Belastung, Energie bereit. Proteine bringen ebenfalls Power, allerdings mit hohem Stoffwechselaufwand und vergleichsweise geringer Ausbeute. Bei der Energiebereitstellung kommt es allerdings nicht nur allein auf den Kraftstoff an, sondern auch auf seine Begleiter: die Vitamine und Mineralstoffe. Sie liefern zwar keinen Brennstoff, sorgen aber unter anderem für einen reibungslosen Ablauf im Energiehaushalt, eine gesunde Muskelfunktion und optimale Konzentrationsfähigkeit.

1.2 Krank durch falsche Ernährung

Morgens zwei Toasts mit Fleischsalat, mittags Würstchen mit Kartoffelsa-
lat aus der Kantine, abends eine schnelle Salami-Pizza und gegen den klei-
nen Hunger zwischendurch Schokoriegel und Chips – wer sich so ernährt,
tut seinem Körper nichts Gutes. Mit einer solchen Ernährung bekommt der
Körper zu viele Kalorien, zu viel Fett und Zucker. Viele chronische, ernährungsbedingte Erkrankungen haben ihre Ursache in solchen ungünstigen Er-
nährungsgewohnheiten.

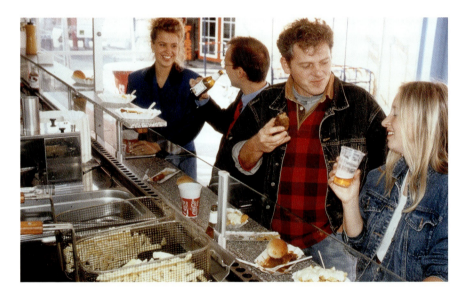

Risikofaktor Cholesterin
Ein erhöhter Cholesterinspiegel ist zwar keine Krankheit, kann aber langfris-
tig Herz-Kreislauf-Erkrankungen wie Herzinfarkt oder Schlaganfall mit verur-
sachen. Je früher man auf seinen Cholesterinspiegel achtet, umso effekti-
ver ist der Schutz für die Gesundheit. Was passiert im Körper? Ein erhöhter
Cholesterinspiegel fördert die Bildung von Ablagerungen in den Blutgefäßen, auch „Arterienverkalkung" genannt. Das Gesamtcholesterin im Blut

setzt sich u.a. zusammen aus dem „schlechten" LDL- und dem „guten" HDL-Cholesterin. Das LDL ist der Hauptverursacher von Gefäßablagerungen. Es transportiert Cholesterin von der Leber in die Zellen, wo es u.a. zum Zellaufbau benötigt wird. Ist zu viel Cholesterin im Blut, lagert es sich in den Gefäßwänden ein. Die Folge: Die Gefäßwände verlieren ihre Elastizität und verengen sich, im schlimmsten Fall kommt es zum vollständigen Verschluss. Sind die Herzkranzgefäße davon betroffen, kommt es zum Herzinfarkt. Der Gegenspieler zum LDL ist das gefäßschützende HDL: Es transportiert Cholesterin aus den Zellen in die Leber, wo es verwertet oder der Ausscheidung zugeführt wird.

Die Stadien der Arterienverkalkung

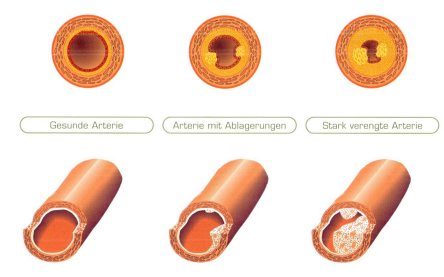

Gesunde Arterie — Arterie mit Ablagerungen — Stark verengte Arterie

Eine Normalisierung des Cholesterinspiegels kann den Prozess der Arteriosklerose nicht nur stoppen, sondern sogar rückgängig machen. Den Cholesterinspiegel im normalen Bereich zu halten, trägt somit dazu bei, das Herz optimal zu schützen.

ERNÄHRUNG

Zur Info

Cholesterin ist eine fettähnliche Substanz, die wichtige Funktionen im Körper übernimmt: Als Baustoff für Zellen und Gewebe, als Grundstoff für Hormone, Gallensäuren und Vitamin D. Da der Organismus aber ausreichend eigenes Cholesterin produziert, könnte auf eine zusätzliche Aufnahme über die Nahrung verzichtet werden.

Kiloweise Kreislauf-Last: Übergewicht

Übergewichtige haben häufiger Bluthochdruck, einen erhöhten LDL- sowie einen erniedrigten HDL-Cholesterinspiegel. Das sind schon drei Risikofaktoren für eine Herz-Kreislauf-Erkrankung. Schon einige Kilogramm weniger zahlen sich aus. Mehr darüber siehe Kapitel 3.

Gar nicht süß: Diabetes mellitus

Die Zuckerkrankheit (Diabetes mellitus) wiederum setzt den Blutgefäßen heftig zu, Arteriosklerose schreitet bei Zuckerkranken deutlich schneller voran als bei Gesunden. Umso mehr, wenn gleichzeitig Fettstoffwechselstörungen vorliegen – das Herz-Kreislauf-Risiko steigt dann auf das zwei- bis dreifache an! Von daher sollten Betroffene neben ihrem Gewicht unbedingt auch ihre Blutzucker- und Blutfettwerte normalisieren: mit einer kaloriengerechten, fettarmen und ballaststoffreichen Ernährung und bei Bedarf auch medikamentösen Maßnahmen.

Unter Druck: Hypertonie

Häufig hat auch Bluthochdruck (Hypertonie) etwas mit Übergewicht zu tun. Schwinden die Kilos, kommt auch der Blutdruck wieder in niedrigere Bereiche. Erhöhte Blutdruckwerte (oberer Wert über 130 mmHg, unterer Wert über 85 mmHg) schädigen auf Dauer ebenfalls die Blutgefäße, das Cholesterin kann sich leichter an den Innenwänden ablagern und so die Arterienverkalkung begünstigen. Zumal Hypertoniker besonders häufig Probleme mit dem Cholesterinspiegel haben.
Die meisten Blutdruckpatienten leiden an einer so genannten essenziellen

Hypertonie, für die es keine organische Ursache gibt. Neben einer familiären Vererbung kommen auch „hausgemachte" Gründe dafür in Frage, so dass der Druck in ungesunde Höhen klettert. Dazu gehören Stress, hoher Alkoholkonsum, Rauchen und bei manchen auch eine zu salzhaltige Ernährung. Auf eine salzarme Diät sprechen aber nicht alle Hochdruckpatienten an, dennoch kann es grundsätzlich nicht schaden, den hierzulande generell zu hohen Salzkonsum einzuschränken und stattdessen großzügig mit frischen Kräutern zu würzen.

Das Top-Team für Wohlbefinden und Fitness: Ernährung und Sport

Am besten ist es natürlich, es gar nicht erst so weit kommen zu lassen. Beste Voraussetzungen dafür bieten eine gesunde Ernährung und reichlich Bewegung!

Mit einer gesunden Ernährung können Sie ihr Körpergewicht steuern, Ihren Blutdruck senken und haben Einfluss auf die Höhe ihres Cholesterinspiegels. Dadurch kontrollieren Sie gleich mehrere Risikofaktoren und können so das Risiko für Herz-Kreislauf-Erkrankungen und andere Krankheiten wie Diabetes oder Krebs senken.

Sport und Bewegung bringen weitere Pluspunkte für die Gesundheit. Das lohnt sich, denn mit abnehmender Fitness steigt das Herz-Kreislauf-Risiko um das Drei- bis Fünffache:

- Regelmäßiges Training hilft Übergewicht abzubauen und hat einen positiven Einfluss auf den Fettstoffwechsel. Dadurch sinkt der Blutdruck und das „gute" Cholesterin steigt an.
- Körperliche Aktivität senkt die Herzschlagfrequenz und den Blutdruck.
- Schon 30 Minuten leichte körperliche Aktivität am Tag kann das Herz-Kreislauf-Risiko beträchtlich senken.
- Bewegung hebt die Stimmung, erhöht das Selbstbewusstsein und senkt das Stressempfinden.

In den folgenden Kapiteln dieses Buches erfahren Sie alles Wichtige über gesunde Ernährung und worauf es ankommt, wenn es um's Abnehmen geht und darum Herz und Gefäße gesund zu halten. Mit Nordic Walking können Sie die Gesundheit und das Abnehmen unterstützen. Wie das optimal geht, erfahren Sie auch hier.

ERNÄHRUNG

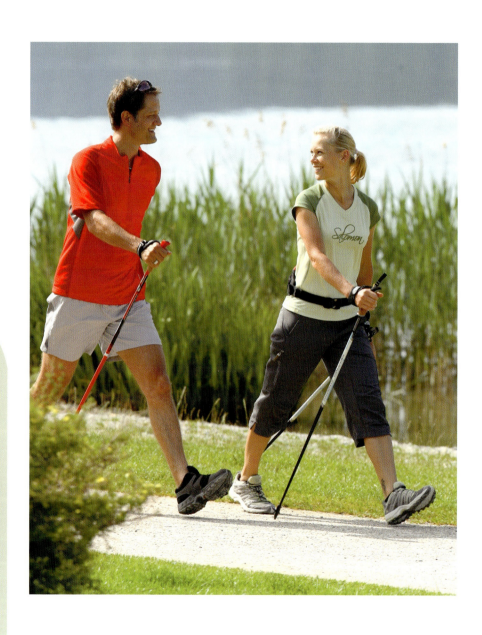

Mit dem Wirtschaftswunder kam der Wohlstandsspeck. Und auch heute, rund ein halbes Jahrhundert danach, tragen wir noch an den Folgen: Jeder zweite Deutsche ist zu dick! Das verwundert kaum angesichts der Fastfood-Angebote an jeder zweiten Straßenecke. So stellt die Deutsche Gesellschaft für Ernährung (DGE) auch in ihrem jüngsten Ernährungsbericht von 2004 zum wiederholten Male fest: Wir essen zu viel, zu fett, zu süß und zu salzig.

Dabei ist es eigentlich gar nicht so schwer, es besser zu machen und dadurch vielen ernährungsbedingten Krankheiten den Wind aus den Segeln zu nehmen. Wer sich bedarfsgerecht ernährt, also die Kalorienzufuhr seinem Verbrauch anpasst, hat schon einmal einen wichtigen Schritt getan. Männern zwischen 25 und 50 Jahren mit normaler körperlicher Aktivität empfiehlt die DGE rund 2.900 Kilokalorien (kcal) täglich, um das Gewicht zu halten. Frauen in der Altersklasse kommen mit etwas weniger aus: 2.300 Kilokalorien. Die energieliefernden Nährstoffe Kohlenhydrate, Fett und Eiweiß stellen dem Körper unterschiedliche Mengen an Energie bereit:

1 g Eiweiß: 4 kcal, 1 g Fett: 9 kcal, 1 g Kohlenhydrate: 4 kcal. Als ideal gilt laut DGE folgende Energieverteilung auf die einzelnen Nährstoffe:

Prozent der täglichen Energiezufuhr (Energieprozent)	in Gramm bei 2.900 kcal tägl. (Männer, 25–50 Jahre)	in Gramm bei 2.300 kcal tägl. (Frauen, 25–50 Jahre)
55 % Kohlenhydrate	399 g	316 g
30 % Fett	97 g	77 g
15 % Eiweiß	109 g	86 g

Die richtige Lebensmittelauswahl sorgt dann für das „Fein-Tuning", also eine vernünftige Kombination der energieliefernden Nährstoffe (Eiweiß, Fett, Kohlenhydrate) und ihrer wertvollen Begleiter (Vitamine, Mineralstoffe, Ballaststoffe, sekundäre Pflanzenstoffe).

GESUNDE ERNÄHRUNG

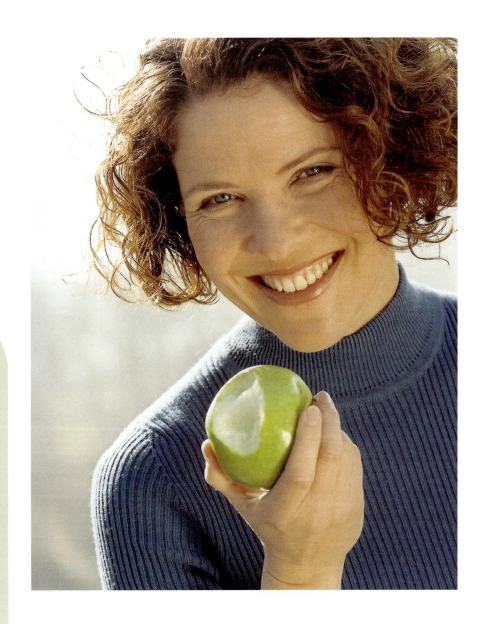

2.1 Energieliefernde Nährstoffe

2.1.1 Kohlenhydrate: Bringen auf Zack

Kohlenhydrate sind unterschiedlich aufgebaute Zuckerverbindungen. Sie liefern Hirn und Muskeln den Brennstoff, ohne den beim Sport – und auch
sonst – rein gar nichts geht. Aber Zucker ist nicht gleich Zucker. Kohlenhydrate, die aus nur einem einzigen Zuckermolekül bestehen, heißen Einfachzucker, oder in der Fachsprache Monosaccharide. Verbindungen zweier
Moleküle nennen sich Zweifachzucker (Disaccharide), kettenförmige Aneinanderreihungen mehrerer Moleküle tragen die Bezeichnung Mehrfachzucker (Oligosaccharide, bis zu 10 Moleküle) oder „komplexe" Kohlenhydrate
(Polysaccharide, über 10 Moleküle).

Kleine Zuckerkunde

Zuckerform	Bezeichnungen	Quellen
Monosaccharide *(Einfachzucker)*	Glukose *(Traubenzucker)*	Honig, Obst
	Fruktose *(Fruchtzucker)*	Obst
Disaccharide *(Zweifachzucker)*	Saccharose *(Rohrzucker)*	Haushaltszucker
	Maltose *(Malzzucker)*	Malzbier, Branntwein
	Laktose *(Milchzucker)*	Milchprodukte
Oligosaccharide *(Mehrfachzucker)*	Dextrine *(z. B. Maltodextrin)*	Toast, Zwieback, Sportlernahrung
Polysaccharide *(komplexe Kohlenhydrate)*	Stärke	Getreide, Reis, Backwaren, Kartoffeln, Hülsenfrüchte
Zellulose, Hemizellulose, Pektin	Ballaststoffe	Obst, Gemüse, Vollkornprodukte

ERNÄHRUNGSGRUNDE

Knackpunkt Kohlenhydrate

Um Kohlenhydrate verwerten zu können und an den wichtigsten Energieträger dieser Gruppe, den Traubenzucker (Glukose), heranzukommen, muss der Körper sie in ihre Einzelbausteine aufspalten. Bei Einfachzuckern entfällt dieser Prozess, sie landen daher in Minutenschnelle im Blut. Längerkettige Verbindungen benötigen deutlich mehr Zeit. Dadurch steigt der Blutzuckerspiegel nach kohlenhydrathaltigen Mahlzeiten an. Je rascher die Glukoseaufnahme über den Darm vonstatten geht, desto schneller und höher klettert auch der Blutzucker. Zu den besonders „schnellen" Zuckern gehören Glukose und Saccharose, die den Blutzuckerspiegel sehr zügig nach oben treiben.

Für einen besonders konstanten Blutzuckerpegel sorgen hingegen komplexe Kohlenhydrate (Stärke), die oft auch gleichzeitig viele Ballaststoffe mitbringen. Ihr Abbau verläuft langsam und beständig, dadurch steigt der Blutzucker gleichmäßig an und der Körper erhält über einen weitaus längeren Zeitraum frische Energie für geistige und sportliche Leistungen als durch Einfach- oder Zweifachzucker. Entsprechend gleichmäßig schüttet die Bauchspeicheldrüse auch das für den Zuckerabbau verantwortliche Hormon Insulin aus und sorgt so für ein besonders langes Sättigungsgefühl. Anders bei einem süßen Snack: Auf die Zuckerflut reagiert die Bauchspeicheldrüse mit einer Extraportion Insulin. Dadurch fällt der Zuckerspiegel im Blut schnell ab und setzt das Signal „Hunger!".

Glykogen – der Zuckerspeicher

Zucker aus der Nahrung, den der Körper nicht sofort als Energiequelle benötigt, wandelt er in Glykogen um, so nennt sich die Speicherform von Glukose. Davon legt er Depots in Leber und Muskeln an. Fehlt dann später einmal Glukose, bedient sich der Organismus aus seinem Leberspeicher und verwandelt das Glykogen zurück in Glukose. Die Glykogenspeicher in den Muskeln haben eine andere Aufgabe: Sie liefern die notwendige Energie für die Muskelarbeit.

Wer sportlich fit sein will, braucht also eine gewisse Glykogenreserve, sonst machen die Muskeln schlapp. Aus diesem Grund essen Sportler am Abend vor anstrengenden Trainings oder Wettkämpfen meist eine extragroße Portion Nudeln oder Kartoffeln und füllen damit ihre Glykogenspeicher maximal auf.

Beste Begleitung: Ballaststoffe

Ballaststoffe, auch Faserstoffe genannt, sind unverdauliche pflanzliche Nahrungsbestandteile, die chemisch betrachtet überwiegend zu den Kohlenhydraten gehören. Sie kommen vor allem in Getreideprodukten (speziell Vollkorn), Gemüse, Obst und Hülsenfrüchten vor. Abgesehen davon, dass sie nahezu keine Kalorien liefern, punkten sie mit weiteren Vorteilen. Sie sorgen für eine langsame Zuckerverwertung und damit längere Energiebereitstellung, sättigen hervorragend und halten die Verdauung in Schwung. Ballaststoffe wirken sich auch positiv auf einen erhöhten Cholesterinspiegel aus.

Praxis-Tipps:
- *Reichlich komplexe Kohlenhydrate essen, z. B. aus Getreideprodukten, Brot, Reis, Kartoffeln, Hülsenfrüchten. Vollkorn-Varianten bevorzugen, denn sie enthalten zusätzlich besonders viele Ballaststoffe.*
- *Einfache Kohlenhydrate durch sparsamen Umgang mit Süßigkeiten, Zucker und zuckerhaltigen Erfrischungsgetränken reduzieren.*

2.1.2 Proteine bringen Power

Proteine, auch Eiweiße genannt, sind aus vielen Aminosäuren aufgebaut. 20 verschiedene Aminosäuren kommen in Nahrungsproteinen vor, immer unterschiedlich kombiniert. Etliche davon kann der Körper nicht selbst herstellen, sondern muss sie mit der Nahrung aufnehmen, d.h. sie sind essentiell. Proteine sind für den Baustoffwechsel des Körpers unentbehrlich, sie werden für den Aufbau jeder einzelnen Körperzelle benötigt. Außerdem wirken sie bei der Produktion von Hormonen und bestimmten Reglerstoffen (Enzymen) mit und spielen eine wichtige Rolle bei der Blutgerinnung und der Immunabwehr. Proteine liefern zwar auch Kalorien, stehen aber in ihrer Be-

ERNÄHRUNG

deutung für die Energiebereitstellung an dritter Stelle, nach den Kohlenhydraten und Fetten.

Wie viel darf es sein?

Der tägliche Eiweißbedarf liegt für Erwachsene bei 0,8 g pro Kilogramm Körpergewicht – eine Menge, die mit der hierzulande typischen Ernährung eher über- als unterschritten wird. Wer sich nicht streng vegan ernährt (also auf Fleisch, Fisch, Milchprodukte und Eier verzichtet), ist normalerweise bestens mit Eiweiß versorgt. Auch für den normalen Freizeitsportler reicht die Menge locker aus.

Perfekte Paare: **Top-Kombinationen pflanzlicher Eiweißquellen**	
Kombination	Beispiele
Kartoffel/Ei	Kartoffelsalat, Kartoffelauflauf, Bauernfrühstück, Kartoffeln mit Spinat und Spiegelei, Tortilla
Getreide/Milchprodukte	Gemüse-Nudelauflauf mit Käse, Müsli mit Milch, Vollkornbrot mit Käse, Milchreis
Hülsenfrüchte/Getreide	Erbsen- oder Linseneintopf mit Brot
Nüsse/Milchprodukte	Joghurt mit Nüssen, Nuss-Milchshake

Eiweiß ist nicht gleich Eiweiß

Proteine aus tierischen Lebensmitteln kann der Körper besonders gut verwerten. Außerdem enthalten Fleisch, Fisch, Eier und Milchprodukte ein ausgewogenes Verhältnis aller Aminosäuren. Tierisches Eiweiß gilt daher als besonders hochwertig. Allerdings enthalten tierische Eiweißlieferanten in der Regel auch tierische Fette, die im Sinne einer herzgesunden Ernährung nicht täglich auf den Tisch kommen sollten. Wer allerdings klug pflanzliche Eiweißlieferanten miteinander oder mit Milch und Eiern kombiniert, kann auch fleischfrei eine hohe Eiweißqualität sichern, die jedes Kotelett in den Schatten stellt. Durch die Kombination verschiedener pflanzlicher Eiweiße ist es möglich, eine hohe Eiweißqualität zu erreichen. Wer fleischfrei isst, sollte darauf achten.

Praxis-Tipps
- *Pflanzliche Eiweiß-Quellen in Kombination mit Eiweiß aus Milch oder Ei bevorzugen.*
- *Fleisch als Eiweiß-Quellen nicht täglich in den Speiseplan aufnehmen und wenn, dann magere Fleischsorten bevorzugen, z. B. Geflügelbrust oder -filet ohne Haut, mageres Fleisch von Schwein, Rind oder Kalb.*

2.1.3 Energielieferant Nr. 1: Fette

Die einen meiden es aus Sorge um die angestrebte Traumfigur, die anderen preisen es, weil es kulinarische Hochgenüsse verspricht. Wenn es um Fett in der Nahrung geht, scheiden sich die Geister. Fett wird von allen Zellen des Körpers benötigt, z. B. zum Aufbau der Zellwände. Für den Körper ist Fett ein Wärmepolster und eine schützende Hülle für viele Organe. Nahrungsfette transportieren viele Aroma- und Geschmacksstoffe. Sie sorgen dafür, dass wir die wichtigen fettlöslichen Vitamine A, D und E aus der Nahrung aufnehmen und verwerten können. Weiterhin enthalten hochwertige Fette (in erster Linie Pflanzenfette) lebensnotwendige Fettsäuren, die der Körper selbst nicht bilden kann. Das macht sie unersetzlich. Aufgrund seines hohen Energiegehaltes, der mit 9 Kilokalorien pro Gramm deutlich höher liegt als bei Kohlenhydraten und Eiweiß, ist Fett der Hauptenergielieferant für unseren Körper. Daher kann Fett, im Überfluss verzehrt, zu Übergewicht und erhöhten Blutfettwerten beitragen. Beides sind eigenständige Risikofaktoren für Herz-Kreislauf-Erkrankungen.
Die Devise lautet also: Beim Fett auf die richtige Auswahl achten, denn Fett ist nicht gleich Fett.

Je nach Herkunft unterteilt man Nahrungsfette in pflanzliche (pflanzliche Öle und Fette und daraus hergestellte Margarinesorten) und tierische

(z. B. Milchfett, Schmalz, Rindertalg) Fette. Ob pflanzlich oder tierisch, fest oder flüssig – rein chemisch sind alle Nahrungsfette weitgehend gleich aufgebaut: Aus einem so genannten Glycerin-Grundgerüst, an dem drei Fettsäuren hängen.

FETTMOLEKÜL

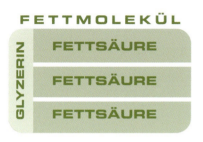

GLYZERIN

FETTSÄURE

FETTSÄURE

FETTSÄURE

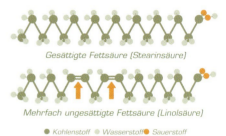

Gesättigte Fettsäure (Stearinsäure)

Mehrfach ungesättigte Fettsäure (Linolsäure)

● Kohlenstoff ● Wasserstoff ● Sauerstoff

Die Fettsäuren bestimmen durch ihre Struktur im Wesentlichen die Eigenschaften der Nahrungsfette und auch deren Gesundheitswert. Sie können z. B. kurz-, mittel- oder langkettig sein und einen unterschiedlichen Sättigungsgrad aufweisen: gesättigt, einfach oder mehrfach ungesättigt. Bei den mehrfach ungesättigten Fettsäuren unterscheidet man Omega-6- und Omega-3-Fettsäuren.

Die Eigenschaften der Nahrungsfette sind – je nach Fettsorte – äußerst unterschiedlich: Einfach und mehrfach ungesättigte Fettsäuren überwiegen bei pflanzlichen Fetten und Ölen und sorgen für die weiche bis flüssige Konsistenz. Tierische Fette, mit Ausnahme der Fischöle, enthalten überwiegend gesättigte Fettsäuren. Je mehr gesättigte Fettsäuren das Fett enthält, desto fester ist es. Die Bedeutung der Fette für die Gesundheit hängt entscheidend von der Art der Fettsäuren ab. Das ist besonders wichtig im Hinblick auf eine herzgesunde Ernährung.

Aus gesundheitlicher Sicht sind einfach ungesättigte und mehrfach ungesättigte Omega-6-Fettsäuren besonders wertvoll: Sie haben einen neutralen bzw. positiven Einfluss auf den Cholesterinspiegel.

Gesättigte Fettsäuren können den Cholesterinspiegel in die Höhe treiben, daher sollten sie möglichst vermieden werden. Fette tierischer Herkunft (Butter, fettes Fleisch und Wurst, fetter Käse und Milchprodukte) enthalten

Fettsäuren und ihre Wirkung im Körper		
	Wirkung im Körper	Quellen
Gesättigte Fettsäuren	Erhöhen das LDL-Cholesterin	Wurst, Schmalz, Talg, Speck, Fleisch, Butter, Sahne, Käse
Einfach ungesättigte Fettsäuren	Neutrale Wirkung auf den Cholesterinspiegel	Olivenöl, Rapsöl, Mandeln, Haselnüsse, Erdnüsse, Avocado
Mehrfach ungesättigte Omega-6-Fettsäuren	Senken das LDL-Cholesterin	Diätöl, Sonnenblumenöl, Diätmargarine, Walnüsse, fettmodifizierte Lebensmittel
Mehrfach ungesättigte Omega-3-Fettsäuren	Vielfältige Wirkungen, z. B. günstiger Einfluss auf Fließeigenschaften des Blutes	Lein-, Walnuss-, Rapsöl, Diätmargarine z. B. von Becel, fettreiche Seefische (z. B. Makrele, Hering, Lachs), Omega-3-Pflanzenöl

viele gesättigten Fettsäuren, daher ist ein sparsamer Umgang mit ihnen ratsam. Viele verarbeitete Lebensmittel sind ebenfalls reich an gesättigten Fetten, die zudem auch nicht auf den ersten Blick erkennbar sind. Beispiele sind Kartoffelchips, Pommes frites, Kuchen, Gebäck, Schokolade, Saucen, Gratins, Aufläufe und Gerichte mit viel Sahne und Käse.

Aktuelle wissenschaftliche Erkenntnisse zeigen, dass eine erhöhte Aufnahme an Omega-3-Fettsäuren das Herz-Kreislauf-Risiko verringern kann. Sie zählen zu den lebensnotwendigen Fettsäuren, die der Körper nicht selbst bilden kann und deshalb mit der Nahrung aufnehmen muss. Man findet sie in

ERNÄHRUNG

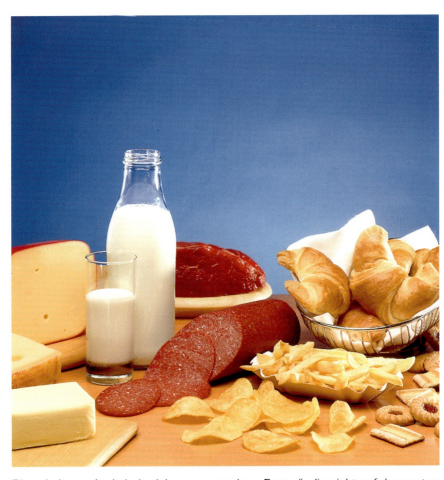

Diese Lebensmittel sind reich an „versteckten Fetten", die nicht auf den ersten Blick sichtbar sind.

pflanzlichen Lebensmitteln wie Lein-, Raps-, Walnuss-, Sojaöl, Walnüssen und in fettreichen Fischen wie Makrele, Hering und Lachs. Omega-3-Fettsäuren haben verschiedene Wirkungen, die positiv für die Herzgesundheit sind: Sie können in das komplexe Geschehen der Arterienverkalkung positiv einwirken, die Elastizität der Arterien verbessern, den Triglyceridspiegel senken und die Fließeigenschaften des Blutes verbessern.

Wie viel darf es sein?

Neben der Menge zählt auch die Art des Fettes, wenn es darum geht, wie viel davon täglich gegessen werden sollte. Maximal 30 % der täglich aufgenommenen Energiemenge sollte aus Fetten stammen. 1/3 davon aus gesättigten Fetten (entspricht 10 % der täglichen Energie) und 2/3 aus ungesättigten Fetten (entspricht 20 % der täglichen Energie). Dabei sollte ein Anteil von ca. 7 % aus mehrfach ungesättigten Fettsäuren gewährleistet sein.

Nahrungsfette im Vergleich

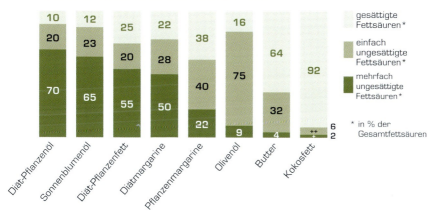

Die Menge von 30 % ist schnell erreicht. Insbesondere die sogenannten „versteckten Fette" tragen dazu bei das Fettkonto ganz schnell zu füllen. Vielen Lebensmitteln sieht man ihren hohen Fettgehalt, insbesondere an gesättigten Fetten, nämlich nicht an, z. B. Wurst, Käse, Bratensaucen, Kuchen etc.

Ein kleines Rechenbeispiel:

Männer: bei 2.900 kcal/Tag sind 97 Gramm Fett erlaubt
Frauen: bei 2.300 kcal/Tag sind 77 Gramm Fett erlaubt

Lebensmittel	Fettgehalt *(pro Portion)*
Croissant *(1 Stück, 45 g)*	12 g
Pizza Käse-Salami *(300 g)*	42 g
Marmorkuchen *(1 Stück, 50 g)*	11 g
Cervelatwurst *(2 Scheiben, 40 g)*	18 g
Geröstete Erdnüsse *(1 Portion, 50 g)*	27 g
	→ **Das sind schon 110 Gramm Fett**

Genussvoll essen . . .

. . . und dabei den Cholesterinspiegel und ein gesundes Herz im Blick haben – das ist mit den Produkten von Becel ganz einfach.

Die Becel Diät Margarinen sind reich an mehrfach ungesättigten Omega-3- und Omega-6-Fettsäuren sowie Folsäure, Vitamin B6 und B12. Damit sind sie ideal für eine cholesterinbewusste Ernährung und gesunde Adern und helfen so täglich das Herz-Kreislauf-System zu schützen.

Alle anderen Becel Produkte (Fette und Öle für die warme und kalte Küche, Wurst- und Käsealternativen, etc.) enthalten aufgrund ihrer besonderen Zusammensetzung wenig gesättigte Fettsäuren und sind reich an mehrfach ungesättigten Fettsäuren.

Seit einigen Jahren gibt es von Becel auch die Becel pro-activ Produkte. Sie enthalten hochwirksame Pflanzenstoffe (Pflanzensterine), die nachweislich aktiv den Cholesterinspiegel senken. Sie sind daher ideal für alle, die ihren überhöhten Cholesterinspiegel senken möchten.

ERNÄHRUNG

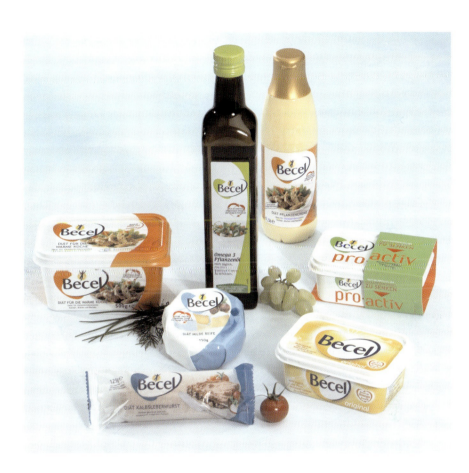

Praxis-Tipps:

- *Sparsamer Umgang mit tierischen Fetten.*
- *Als Brotaufstrich, zum Kochen, Braten und Backen pflanzliche Fette mit viel ungesättigten Fettsäuren bevorzugen.*
- *Vorsicht bei versteckten Fetten! Lieber fettarme Varianten auswählen, z. B. fettarme Käse- und Wurstsorten, fettarme Milch und Milchprodukte, mageres Fleisch.*

ERNÄHRUNG

2.2 Schützen, anschieben und abbauen: Vitamine

Vitamine gehören unbedingt mit ins Ernährungsteam. Denn ohne sie funktioniert im Körper nahezu gar nichts. Die Substanzen, von denen schon minimale Mengen täglich ausreichen, gewährleisten beispielsweise das Zellwachstum, die Wundheilung, wichtige Stoffwechselvorgänge und vieles mehr. Vitamine wirken auch bei der Energiegewinnung mit – kein Wunder, dass wir uns in Versorgungsengpässen müde, schlapp und unkonzentriert fühlen.

Täglich ein Muss: Wasserlösliche Vitamine
Wasserlösliche Vitamine kann der Körper nicht speichern (Ausnahme B12), daher brauchen wir sie täglich. Eventuelle Überschüsse scheidet der Körper einfach wieder aus, daher tauchen Überdosierungsprobleme hier nur sehr selten auf.

Wasserlösliche Vitamine – so viel brauchen Sie*:			
Vitamin	Tages-empfehlung	Wichtig für	Quellen
Vitamin C *(Ascorbinsäure)*	100 mg	Bildung von Bindegewebe, Wundheilung, antioxidative Wirkung (Zellschutz)	Obst und Gemüse: schwarze Johannisbeeren, Zitrusfrüchte, Paprika, Brokkoli, Fenchel, Stachelbeere
Vitamin B1 *(Thiamin)*	1 – 1,3 mg	Energie- und Kohlenhydratstoffwechsel, Nervengewebe und Herzmuskulatur	Fleisch (besonders vom Schwein), Leber, Scholle, Thunfisch, Vollkornprodukte, Hülsenfrüchte, Kartoffeln

Vitamin	Tages-empfehlung	Wichtig für	Quellen
Vitamin B2 *(Riboflavin)*	1,2 – 1,5 mg	Energie- und Proteinstoff-wechsel	Milch- und Milchprodukte, Fleisch, Fisch, Eier, Vollkorn-produkte
Niacin	13 – 17 mg	Auf- und Abbau von Aminosäu-ren, Fettsäuren und Kohlenhy-draten, Zelltei-lung	Fleisch, Inne-reien, Fisch, Milch, Eier, Ge-treideprodukte, Kartoffeln
Pantothen-säure *(Vitamin B5)*	6 mg (Schätz-wert)	Abbau von Fet-ten und Kohlen-hydraten und einigen Amino-säuren, Aufbau von Fettsäuren, Cholesterol und einigen Hormo-nen	Leber, Muskel-fleisch, Fisch, Milch, Vollkorn-produkte, Hül-senfrüchte
Vitamin B6 *(Pyridoxin)*	1,2 – 1,6 mg	Aminosäure-stoffwechsel, Blutbildung, Funktionen des Nerven- und Immunsystems	Huhner- und Schweine-fleisch, Fisch, Kartoffeln, Gemüse (Kohl, grüne Bohnen, Feldsalat), Voll-kornprodukte, Weizenkeime, Sojabohnen

ERNÄHRUNG

Vitamin	Tages-empfehlung	Wichtig für	Quellen
Folsäure *(Vitamin B9)*	400 µg	Zellteilung und Zellneubildung, Blutbildung, Eiweißstoffwechsel, Nervengewebe, Senkung Homocysteinspiegel	Gemüse (Tomaten, Spinat, Kohlsorten, Gurken), Orangen, Weintrauben, Vollkornbackwaren, Weizenkeime, Kartoffeln, Fleisch, Leber, Milch, Milchprodukte, Eier, Sojabohnen
Vitamin B12 *(Cobalamin)*	3 µg	Abbau einzelner Fettsäuren, Blutbildung	Fast nur in tierischen Lebensmitteln: Leber, Fleisch, Fisch, Milch, Eier; pflanzliche Lebensmittel, die mittels Gärung hergestellt wurden (z. B. Sauerkraut)
Biotin *(Vitamin H)*	30 – 60 µg	Eiweiß-, Fett- und Kohlenhydratstoffwechsel	Leber, Sojabohnen, Eier, Nüsse, Haferflocken, Spinat, Champignons, Linsen

*   Quelle: Deutsche Gesellschaft für Ernährung: Die Nährstoffe – Bausteine für Ihre Gesundheit. 2004

Fettlösliche Vitamine – so viel brauchen Sie*:

Vitamin	Tages-empfehlung	Wichtig für	Quellen
Vitamin A *(Retinol)*	0,8 – 1,1 mg	Sehvorgang, hält Haut und Schleimhäute gesund, Stärkung des Immunsystems	Leber, farbintensive Gemüse
Vitamin D *(Calciferol)*	50 µg	Regulation Calcium- und Phosphatstoffwechsel, Knochenbildung	Fettfische (Hering, Makrele, Lachs), Leber, Margarine, Eigelb, bei UV-Lichteinstrahlung wird es in der Haut selbst gebildet
Vitamin E *(Tocopherol)*	12 – 15 mg	Fettstoffwechsel, schützt mehrfach ungesättigte Fettsäuren vor der Zerstörung	Hochwertige Pflanzenöle, Diätmargarine, Weizenkeime, Haselnüsse
Vitamin K *(Phyllochinon)*	60 – 80 µg (Schätzwert)	Bildung von Blutgerinnungsfaktoren, Regulation Knochenbildung	Grünes Gemüse, Milch und Milchprodukte, Fleisch, Eier, Obst, Getreide

* Quelle: Deutsche Gesellschaft für Ernährung: Die Nährstoffe – Bausteine für Ihre Gesundheit. 2004

ERNÄHRUNG

Mit Speicherkapazität: Fettlösliche Vitamine

Von den so genannten fettlöslichen Vitaminen legt der Körper Depots in der Leber und im Fettgewebe an und speichert sie dort über längere Zeit. Mangelzustände finden sich daher hier eher selten, allerdings kann eine Überdosierung negative Folgen haben. Über eine normale Ernährung ist es jedoch nicht möglich, zuviel aufzunehmen.

Vitamine für die Herzgesundheit

Einige Vitamine helfen aktiv mit, Herz und Kreislauf gesund zu halten. Zum einen sind dies die drei B-Vitamine B6, B12 und Folsäure. Das Trio sorgt für den Homocysteinabbau, einem Stoffwechselprodukt, das im Verdacht steht, ein Risikofaktor für koronare Herzkrankheit zu sein. Die Versorgungslage über die Ernährung sieht nicht rosig aus. Ein B12-Defizit herrscht vor allem bei Veganern/strengen Vegetariern, da das Vitamin fast nur in tierischen Lebensmitteln vorkommt. Kleine Ausnahme: milchsauer vergorenes Gemüse (Sauerkraut, entsprechende Säfte und Sanddorn). Defizite gibt es jedoch bei der Folsäureversorgung, denn das Vitamin ist besonders licht-, hitze- und sauerstoffempfindlich. Auch die Deutsche Gesellschaft für Ernährung diskutiert derzeit inwieweit eine Anreicherung bestimmter Grundnahrungsmittel mit Folsäure (z. B. Mehl) zu empfehlen ist, was in anderen Ländern (z. B. USA) schon üblich ist.

Die zweite Dreier-Schutztruppe für den Kreislauf besteht aus den Vitaminen A, C und E. Sie alle wirken antioxidativ, machen also aggressive Sauerstoffverbindungen (freie Radikale) unschädlich. Bei Vitamin A übernimmt dies nicht das Vitamin selbst, sondern seine Vorstufen: die Carotinoide (z. B. Beta-Carotin, Lycopin). Freie Radikale fördern unter anderem Entzündungsprozesse in den Gefäßinnenwänden, so dass sich dort schneller Ablagerungen ansammeln können – der Beginn einer Arteriosklerose.

Optimale Versorgung in der Praxis

Besonderes Augenmerk sollte auf den „Problem-Vitaminen" liegen, da hier die optimale Versorgung oft nicht erreicht wird. Dazu gehören Folsäure (siehe oben) und Vitamin D. Vitamin D spielt eine zentrale Rolle für den Knochenaufbau und -stoffwechsel. Nur in wenigen Lebensmitteln sind nennens-

werte Mengen an Vitamin D enthalten: Fettfische, Leber, Margarine und Ei-
gelb. Die Haut kann jedoch bei genügender UV-Bestrahlung Vitamin D selbst
bilden, so dass ein ausreichender Aufenthalt im Freien für die Versorgung
mit Vitamin D empfehlenswert ist.

Sekundäre Pflanzenstoffe: Gesundheitsschutz aus der Natur

Pflanzliche Lebensmittel wie Gemüse, Nüsse und Getreide enthalten nicht nur Vitamine, sondern auch die sogenannten sekundären Pflanzenstoffe. Diese natürlichen
bioaktiven Substanzen dienen den Pflanzen z. B. als Farbstoff oder Wachstumsregu-
latoren. Für den Menschen haben sie eine Vielfalt gesundheitsfördernder Wirkungen,
z. B. bei der Vorbeugung von Krankheiten. Zur Familie der sekundären Pflanzenstoffe
gehören auch die Pflanzensterine. Diese wirksamen Pflanzenstoffe haben einen besonders positiven Einfluss auf den Cholesterinspiegel. Sie sind von Natur aus in geringen
Mengen in Sonnenblumenkernen, Nüssen und daraus hergestellten Ölen enthalten.
Die Becel pro-activ Produkte enthalten einen hohen Anteil dieser Pflanzensterine.

Mit einer gesunden Ernährung ist eine bedarfsgerechte Vitaminaufnahme
gut zu erreichen, so dass es nicht notwendig ist, mit Vitaminpräparaten
nachzuhelfen. Am besten klappt's mit einer abwechslungsreichen Auswahl,
die alle Lebensmittelgruppen berücksichtigt: viel Obst und Gemüse, Vollkornprodukte, Hülsenfrüchte, Kartoffeln, mageres Fleisch, Fisch, fettarme
Milchprodukte, Nüsse und Kerne. Von allem etwas und nicht zu einseitig.

2.3 Aufbauen und regeln: Mineralstoffe

Genauso wie die Vitamine erfüllen auch die Mineralstoffe lebensnotwendige
Aufgaben im Körper. Sie helfen unter anderem als „Bausstoffe" beim Aufbau
von Knochen und Zähnen mit, oder beeinflussen als „Reglerstoffe" den Was-
serhaushalt und gewährleisten eine schnelle Übertragung von Nervenreizen.

ERNÄHRUNG

50 plus: Die Mengenelemente

Mineralstoffe, von denen wir täglich mehr als 50 Milligramm benötigen, gehören zu den Mengenelementen. Die wichtigsten sind Calcium, Kalium, Magnesium. Auch Phosphor, Natrium und Chlorid (zusammen als Kochsalz bekannt) gehören dazu.

Mengenelemente – so viel brauchen Sie*:			
Mineralstoff	**Tages-empfehlung**	**Wichtig für**	**Quellen**
Calcium	1000 – 1200 mg	Bausteine für Zähne und Knochen, Blutgerinnung und Reizweiterleitung im Nervensystem	Milch und Milchprodukte, Gemüse (Grünkohl, Fenchel, Brokkoli, Lauch), Hülsenfrüchte, Nüsse, einige Mineralwässer
Kalium	2000 mg (Schätzwert)	Gewebespannung, Reizweiterleitung, Regulation Wasserhaushalt	Bananen, Kartoffeln, Trockenobst, Spinat, Champignons
Magnesium	300 – 400 mg	Enzymaktivierung, Erregbarkeit der Muskulatur, Knochenmineralisierung	Vollkorngetreideprodukte, Milch und Milchprodukte, Leber, Geflügel, Fisch, viele Gemüsearten, Kartoffeln

* Quelle: Deutsche Gesellschaft für Ernährung: Die Nährstoffe – Bausteine für Ihre Gesundheit. 2004

Wenig hilft viel: Die Spurenelemente

Mineralstoffe, von denen der Körper nur kleinste Mengen braucht, heißen Spurenelemente. Zu den wichtigsten Vertretern gehören Eisen, Jod, Fluorid, Selen, Zink und Kupfer.

Spurenelemente – so viel brauchen Sie*:			
Mineralstoff	Tages-empfehlung	Wichtig für	Quellen
Eisen	10 – 15 mg	Baustein roter Blutfarbstoff, Sauerstoff-transport, Blutbildung, Bestandteil von Enzymen	Fleisch, Brot, Wurstwaren, Gemüse
Jod	180 – 200 µg	Schilddrüsen-hormone und somit Energie-umsatz, Wachstum und Wärmeregula-tion	Seefisch, jo-diertes Speise-salz und damit hergestellte Lebensmittel (Brot, Wurst, Käse)
Fluorid	2,9 – 3,8 mg	Feste Knochen und Zähne, Ka-riesvorbeugung	Schwarztee, bestimmte Fischarten
Selen	30 – 70 µg	Schutz vor Zellschädigun-gen (antioxi-dativ), Aufbau Schilddrüsen-hormon	Fleisch, Fisch, Eier, Linsen, Spargel

ERNÄHRUNG

Mineralstoff	Tages-empfehlung	Wichtig für	Quellen
Zink	7 – 10 mg	Bestandteil zahlreicher Enzyme und Hormone	Fleisch, Eier, Milch, Käse, Vollkornerzeugnisse
Kupfer	1,0 – 1,5 mg	Bestandteil von Enzymen, Eisenstoffwechsel	Getreideprodukte, Innereien (Leber), Fisch, Schalentiere, Nüsse, Kakao, Kaffee, Tee, grüne Gemüsesorten

* Quelle: Deutsche Gesellschaft für Ernährung: Die Nährstoffe – Bausteine für Ihre Gesundheit. 2004

Optimale Versorgung in der Praxis

Für die Mineralstoffe gilt das gleiche wie für die Vitamine: Eine abwechslungsreiche Auswahl gesunder Lebensmittel sichert eine optimale Versorgung.

Wie bei den Vitaminen gibt es auch hier einige kritische Fälle: Jod, Eisen, Selen und Calcium.

Die Jodversorgung lässt bei vielen zu wünschen übrig. Das beste Gegenmittel aus der Küche: Möglichst zweimal in der Woche Seefisch essen und jodiertes Speisesalz verwenden.

Auch an Eisen mangelt's manchmal, vor allem bei Frauen und bei jenen, die sich fleischfrei ernähren. Denn das Spurenelement steckt vor allem in rotem Fleisch. Wer jedoch eisenhaltige pflanzliche Lebensmittel wie Feldsalat, Rote Bete, Spinat, Kohl, schwarze Johannisbeeren, Brombeeren, rote Weintrauben oder Sesam regelmäßig in seinen Speiseplan einbaut, kann sich auch ohne Fleisch gut mit Eisen versorgen. Am besten ein Glas Orangensaftschorle zu den Mahlzeiten trinken, das darin enthaltene Vitamin C erhöht die Eisenaufnahme aus pflanzlichen Lebensmitteln.

ERNÄHRUNG

Selen gilt als hochwirksamer Radikalenfänger und unterstützt so die Vitamine A, C und E bei ihrer Arbeit als Zellschutzpolizei. Vor allem Fleisch, Fisch und Eier sind gute Selenlieferanten sowie auch Spargel und Linsen.
Die Calciumzufuhr ist insbesondere bei Jugendlichen unter 19 Jahren, aber auch in anderen Altersgruppen nicht ausreichend. Um der speziell im Alter verbreiteten Osteoporose entgegenzuwirken, sollten mehr calciumreiche, aber fettarme Milchprodukte verzehrt werden. Auch mit calziumreichem Gemüse und Mineralwässern kann hier zusätzlich gepunktet werden.

2.4 Einen Schluck auf die Gesundheit: Richtig trinken

Ohne feste Nahrung kann ein Mensch mehr als einen Monat überleben, ohne etwas zu trinken aber maximal vier Tage. Denn bei einem Flüssigkeitsmangel geraten lebenswichtige Körperfunktionen schnell aus dem Gleichgewicht. Der menschliche Körper besteht zu 50 – 80 Prozent aus Wasser, abhängig von Alter, Geschlecht und Muskelmasse. Mit steigendem Alter sinkt der Wassergehalt generell. Frauen haben prozentual mehr Körperfett als Männer, daher entsprechend weniger Muskelmasse und damit auch einen niedrigeren Wasseranteil als Männer. Das gilt auch für Sportler: Je mehr Muskelmasse, desto höher der Wasseranteil.

Wasserwerk im Körper
Täglich verliert der Körper rund 2,5 Liter Wasser über den Urin, die Haut und den Atem. Dieser Verlust muss schnell und permanent wieder ausgeglichen werden, damit der Körper nicht austrocknet und alle Ausscheidungs- und Stoffwechselprozesse optimal ablaufen können. Denn Wasserreserven haben wir leider keine. Rund ein Liter Flüssigkeit steckt in der täglichen Nahrung, denn auch Lebensmittel enthalten Wasser. Aber das allein reicht bei weitem nicht aus. Die Deutsche Gesellschaft für Ernährung (DGE) empfiehlt Erwachsenen daher täglich rund 1 bis 1,5 Liter zu trinken – idealerweise Wasser, Mineralwasser, Kräuter- und Früchtetee oder Obstsaftschorle.
Der Wasserbedarf erhöht sich in verschiedenen Situationen, z. B. bei Fieber, trockener Büroluft, hohen Temperaturen oder bei Sport, so dass in diesen Fällen die Wasseraufnahme erhöht werden muss.

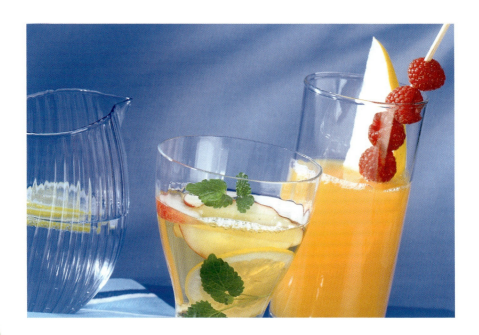

Den Haushalt im Griff behalten

Wer schwitzt, verliert dabei nicht nur Flüssigkeit, sondern auch Mineralstoffe. Diese Verluste können, sofern sie nicht ausgeglichen werden, die Muskelfunktion beeinträchtigen und zu Krämpfen führen. Sportler benötigen daher eine Extraportion Natrium, Chlorid, Kalium, Calcium und Magnesium. Ebenfalls wichtig beim Sport: Hydrogencarbonat, das einer Übersäuerung der Muskeln entgegenwirkt. Daher gehört Mineralwasser, in dem diese Substanzen bereits in gelöster und für den Körper leicht verwertbarer Form vorliegen, zu den besten Fitnessgetränken. Zur Hälfte mit Apfelsaft gemischt, der zusätzlich reichlich Kalium enthält, liefert der Durstlöscher außerdem Energienachschub in Form von Kohlenhydraten (Zucker). Das macht vor allem bei längeren körperlichen Belastungen Sinn. Bei kürzeren Leistungsphasen reicht ein reines Mineralwasser, das möglichst wenig oder gar keine Kohlensäure enthält. Denn die Blubberblasen dehnen den Magen, was viele Sportler während des Trainings stört.

Warnsignal Durst

Durst zeigt eine beginnende Austrocknung an – allerhöchste Zeit, etwas zu trinken! Am besten lässt man es überhaupt nicht so weit kommen und trinkt regelmäßig über den Tag verteilt, so dass gar kein Durstgefühl entstehen kann. Tipp: Eine große Flasche Wasser oder Kanne Tee an den Arbeitsplatz stellen.

Trinken beim Sport – ein Muss

Ungefähr eine halbe Stunde vor dem Training sollten Sie auftanken – mit einem halben Liter Flüssigkeit. 30 Minuten Sport überstehen Sie meist ohne einen Schluck zwischendurch, aber ab dann ist regelmäßiges Trinken Pflicht, am besten einen halben bis einen Liter. Ab einer Stunde Belastung wählen Sie am besten Fruchtsaftschorlen im Mixverhältnis 1:1.

Gehaltvolle Quellen

Zwischen den Mineralwassersorten gibt es himmelweite Unterschiede. Riskieren Sie einen Blick auf's Etikett, bevor Sie sich für eine Marke entscheiden. Das ideale Sportlerwasser enthält pro Liter mindestens:

■ 200 mg Natrium (für den Ausgleich von Mineralstoffverlusten beim Training ist dieser relativ hohe Natriumgehalt empfehlenswert; für den Alltag sollte der Natriumgehalt jedoch unter 80 mg/l bleiben)

■ 1.500 mg Hydrogencarbonat

■ 50 mg Magnesium (je mehr, desto besser)

■ 150 mg Calcium (je mehr, desto besser)

ERNÄHRUNG

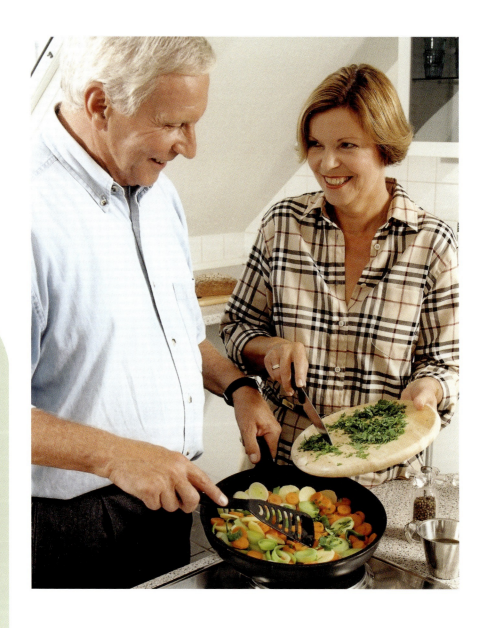

2.5 Praktische Tipps für die gesunde und cholesterinbewusste Küche

Hier gibt es eine Menge Tipps, die helfen, die Theorie in die Praxis umzusetzen. Weitere Hilfestellungen finden Sie auch in Kapitel 5.

- ■ Der sparsame Umgang mit tierischen Fetten ist das A & O. Kaufen Sie nur mageres Fleisch. Schneiden Sie sichtbares Fett ab, entfernen Sie die Haut von Geflügel. Vorsicht auch bei versteckten Fetten: Fleisch- und Wurstwaren, Milchprodukte, Käse, Gebäck und Knabbereien liefern häufig viel Fett – insbesondere gesättigte Fettsäuren.
- ■ Benutzen Sie zum Kochen, Braten und Backen Pflanzenöle oder -fette mit einem hohen Anteil an ungesättigten Fettsäuren (z. B. Omega-3-Pflanzenöl, Diät für die warme Küche, Diät Pflanzencreme oder Diät Pflanzenfett von Becel, Maiskeimöl).
- ■ Benutzen Sie als Streichfett eine hochwertige Margarine mit vielen mehrfach ungesättigten Fettsäuren, z. B. Diät Margarine von Becel.
- ■ Nutzen Sie Pflanzensterine für eine aktive Cholesterinspiegelsenkung. Unter dem Namen Becel pro·activ gibt es verschiedene Produkte, die diese wirksamen Pflanzenstoffe enthalten und dadurch den Cholesterinspiegel senken können, z. B. eine Halbfettmargarine, ein Milchgetränk und ein Joghurtdrink. Es ist nachgewiesen, dass Sie durch die tägliche Aufnahme von Pflanzensterinen das unerwünschte LDL-Cholesterin aktiv senken können. Empfehlenswert für alle, die einen überhöhten Cholesterinspiegel senken möchten.
- ■ Meiden Sie „Cholesterinbomben" wie Eier, Innereien, Schalen- und Krustentiere.
- ■ Fettmodifizierte Wurstprodukte und Käsealternativen (z. B. von Becel) enthalten wenig gesättigte Fettsäuren und viele mehrfach ungesättigte Fettsäuren. Daher sind sie gesunde Alternativen für alle Freunde von herzhaften Brotbelägen.
- ■ Bei Milch und Milchprodukten stets die fettarmen Varianten (1,5 % Fett, Käsesorten mit max. 45 % Fett i. Tr.) bevorzugen.
- ■ Essen Sie 1–2 Mal pro Woche Fisch. Bevorzugen Sie Seefisch, z. B. Makrele, Hering, Lachs, Seelachs, Rotbarsch.
- ■ Essen Sie mindestens fünf Portionen Obst oder Gemüse am Tag. 1 Portion entspricht z. B. einem Apfel, 1 Tomate oder einer Hand voll Beeren.
- ■ Essen Sie täglich Vollkornprodukte wie Vollkornbrot, Naturreis, Haferflocken sowie Kartoffeln und Hülsenfrüchte, z. B. Bohnen und Linsen.
- ■ Statt fetter Mayonnaise (80 % Fett) und Sahne für's Salatdressing lieber Joghurt und frische Kräuter oder fettreduzierte Diät Salatcreme (40 % Fett), z. B. von Becel, verwenden.

ERNÄHRUNG

- ■ Wählen Sie fettarme Zubereitungsarten wie Dünsten, Garen in der Alu- oder Bratfolie, im Tontopf oder der Mikrowelle, Braten in beschichteten Pfannen, Backofen oder Grill.
- ■ Verwenden Sie Zucker in Maßen. Das bedeutet: Verzichten Sie auf gezuckerte Limonaden und Colagetränke und verwenden Sie Zucker sparsam oder tauschen Sie Zucker gegen Süßstoff aus.
- ■ Trinken Sie 1,5 Liter pro Tag. Geeignet sind Mineralwasser, Saftschorlen, aber auch ungesüßte Kräuter- und Früchtetees. Genießen Sie Alkohol nur in Maßen. Hier gilt: Nicht mehr als ein Glas Wein oder Bier für Frauen und zwei Gläser für Männer pro Tag.
- ■ Schränken Sie den Verzehr von Kochsalz ein. Reduzieren Sie die Salzzugabe beim Kochen und nehmen Sie den Salzstreuer vom Tisch. Würzen Sie stattdessen lieber mit Kräutern oder Gewürzen.

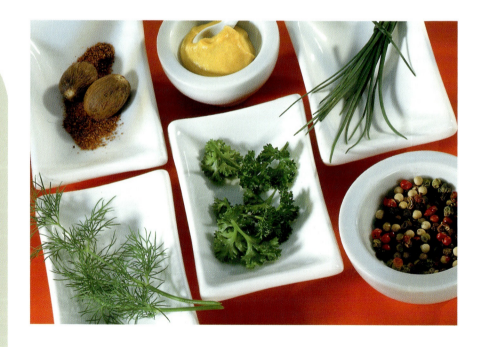

ERNÄHRUNG

59 Prozent *der Bundesbürger sind mäßig oder stark übergewichtig.*
31 Prozent *der Bundesbürger haben schon mindestens eine Diät hinter sich.*

Diese alarmierenden Zahlen sind das Ergebnis einer Langzeitstudie, die festgestellt hat, dass der deutsche Bundesbürger im statistischen Mittel jährlich 0,5 – 1 kg an Gewicht zunimmt. Dies betrifft nicht nur über-, sondern auch viele normalgewichtige, körperlich aktive und sportliche Menschen. Durch die berufliche Situation an Schreibtischarbeitsplätzen erleiden auch sie einen erzwungenen Bewegungsmangel.
Darüber hinaus nimmt die energieverbrauchende Muskelmasse bereits im mittleren Lebensalter jährlich um bis zu 1 % ab. Dies bedeutet einen sinkenden Grundumsatz und damit verbunden einen verminderten Kalorienbedarf. Da diese Tatsache oftmals keine Beachtung findet und zur überkalorischen Ernährung häufig Bewegungsmangel hinzukommt, ist Übergewicht schon fast vorprogrammiert. Es ist nicht nur unschön, sondern bringt meist gesundheitliche Probleme mit sich.
Nachgewiesenerweise stehen verschiedene Krankheiten in direktem Zusammenhang mit Übergewicht. Unter dem Begriff „Metabolisches Syndrom" werden deshalb folgende ernährungsbedingte Erkrankungen zusammengefasst:

- Adipositas
- Bluthochdruck
- Fettstoffwechselstörungen
- Diabetes mellitus Typ 2
- Gicht

Daraus können als mögliche Folgen entstehen:

- Schlaganfall
- Herzinfarkt
- Bein- oder Nierenarterienverschlüsse
- Erkrankungen des Skeletts (durch Überbeanspruchung)

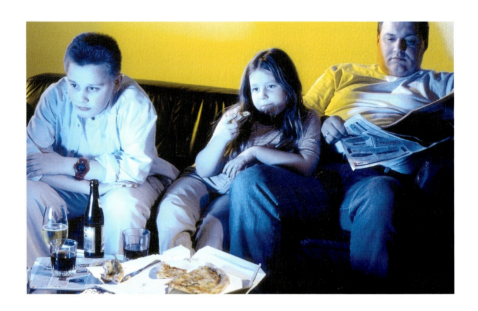

3.1 Wie wird nun Normal- und Übergewicht definiert?

Als einfacher Maßstab für den Ernährungsstatus eines Menschen dient das Körpergewicht. Richtwert für die Beurteilung war lange Zeit die Berechnung nach Brocca: Körpergröße in cm minus 100 ergibt das Normalgewicht. Heute zieht man zu diesem Zweck vor allem den sogenannten Body Mass Index (BMI) heran. Der BMI ist der Quotient aus Körpergewicht und dem Quadrat der Körpergröße. Er hat sich international für die Definition und Klassifikation von Körpergewicht durchgesetzt.

$$\text{BMI} = \frac{\text{Körpergewicht in Kilogramm}}{(\text{Körpergröße in Metern})^2}$$

Hier ein Berechnungsbeispiel für eine Frau, 62 kg schwer und 1,65 m groß. Der BMI beträgt 23 und liegt damit im normalgewichtigen Bereich.

$$\text{BMI} = \frac{62 \text{ kg}}{1,65 \text{ m x } 1,65 \text{ m}} = 23$$

GEWICHTS-MANAGEMENT-

Einteilung des Körpergewichts nach dem BMI unter Berücksichtigung des Lebensalters:

Alter	zu dünn	gerade richtig	zu dick
19 bis 24 Jahre	unter 19	19 bis 24	über 24
25 bis 34 Jahre	unter 20	20 bis 25	über 25
35 bis 44 Jahre	unter 21	21 bis 26	über 26
45 bis 54 Jahre	unter 22	22 bis 27	über 27
55 bis 64 Jahre	unter 23	23 bis 28	über 28
über 64 Jahre	unter 24	24 bis 29	über 29

Ab einem BMI von 30 wird von Adipositas mit deutlich erhöhtem Risiko für Herz-Kreislauf-Erkrankungen gesprochen.

Um das Körpergewicht und die damit evtl. erhöhten Risiken für die Gesundheit richtig einzuschätzen sind daneben noch andere messbare Faktoren, wie das Fettverteilungsmuster und der Gesamtkörperfettanteil von erheblicher Bedeutung.

Apfel- oder Birnentyp?

Die vor allem für Frauen typischen Fettpolster an Hüften und Oberschenkeln (= „Birnentyp") kann der Körper bei mäßigem Übergewicht meist recht gut verkraften.

Die eher bei Männern auftretenden Fettdepots am Bauch (= „Apfeltyp") bergen dagegen eindeutig erhöhte Risiken für die Gesundheit. Die Fettzellen dieser Region sind deutlich stoffwechselaktiver, sie können schneller mobilisiert werden und sind deshalb auch mitverantwortlich für die Verkalkung von Arterien und damit der Entstehung von Infarkten.

Mit einem Maßband kann zur genauen Typenbestimmung der Taillen- und der Hüftumfang gemessen und in Verhältnis gesetzt werden.

Der Quotient aus Taillen- und Hüftumfang sollte bei Männern unter 1,0 und bei Frauen unter 0,85 liegen.

$$\text{WHR} = \frac{\text{Taillenumfang}}{\text{Hüftumfang}}$$

Hier ein Berechnungsbeispiel für eine Frau mit einem Taillenumfang von 72 cm und einem Hüftumfang von 85 cm.

$$\text{WHR} = \frac{72 \text{ cm}}{85 \text{ cm}} = 0,85$$

Körperfettanteil

Der Körperfettanteil sagt aus, wie viel Prozent des Gewichtes auf Fettgewebe zurückzuführen sind. Diese Zusatzinformation ist für die Aussagefähigkeit des BMI wichtig, da Muskelmasse mehr wiegt als Fettgewebe. Ist der BMI leicht erhöht, der Körperfettanteil aber vergleichsweise gering, spricht das für einen trainierten, muskulösen Körper.

Zur Körperfettmessung gibt es drei gängige Messmethoden:

- Die Messung der Hautfalten mittels eines Kalipers; sie ist jedoch teilweise ungenau
- Messungen mit der Infrarot-Strahlen-Sonde; diese bieten ein genaueres Resultat
- Bioelektrische Impendanzanalyse (BIA), sie wird in handelsüblichen Körperfettwaagen verwendet. Dabei misst ein nicht wahrnehmbarer Wechselstrom zwei elektrische Widerstandswerte des Körpergewebes. Aus diesen werden, unter Berücksichtigung von Alter, Geschlecht, Körpergröße und Gewicht, der Flüssigkeits- und Fettgehalt sowie die Muskelmasse errechnet

GEWICHTSMANAGEMENT

Der ideale Körperfettanteil in Abhängigkeit von Alter und Geschlecht
Nach Schönthaler (Stand 2000) werden folgende Körperfettanteile als ideal
betrachtet:

Alter	Frauen Körperfett in %				Männer Körperfett in %			
	ideal	gut	befriedig.	zu hoch	ideal	gut	befriedig.	zu hoch
20–24	18,9	22,1	25,0	29,6	10,8	14,9	19,0	23,3
25–29	18,9	22,0	25,4	29,8	12,8	16,5	20,3	24,3
30–34	19,7	22,7	26,4	30,5	14,5	18,0	21,5	25,2
35–39	21,0	24,0	27,7	31,5	16,1	19,3	22,6	26,1
40–44	22,6	25,6	29,3	32,8	17,5	20,5	23,6	26,9
45–49	24,3	27,3	30,9	34,1	18,6	21,5	24,5	27,6
50–54	25,8	28,9	32,3	35,5	19,6	22,3	25,2	28,0
55–59	27,0	30,2	33,5	36,7	20,0	22,9	25,9	28,9
über 60	27,6	30,9	34,2	37,7	20,3	23,4	26,4	29,5

3.2 Abnehmen, aber richtig!

Nach aktuellen Untersuchungen kehren über 90 % aller Übergewichtigen,
die mittels einer Diät abgenommen haben, sehr schnell wieder zu ihrem
Ausgangsgewicht zurück und nehmen oft noch einige Kilogramm zu. Auf der
Suche nach möglichen Gründen fällt auf, dass viele Menschen gar nicht wissen, was in ihrem Körper passiert, wenn sie zu- oder abnehmen. Während
der Diät folgen sie einem strengen, oft sehr einseitigem Diätplan und nehmen ab. Sobald sie diese schmalen Ernährungswege verlassen, fallen sie
wieder in alte Essgewohnheiten zurück – und nehmen erneut zu.
Der Stoffwechsel geht äußerst effizient mit den zugeführten Nährstoffen
um. Bei reichlichem Angebot wird jede überschüssige Kalorie gespeichert.
Als eiserne Reserve für eventuelle Notzeiten legt er Fettdepots an. Redu-
ziert man die Nahrungszufuhr, beginnt der Körper seinen Energieverbrauch
zu drosseln. Der Grundumsatz sinkt allmählich ab, täglich um etwa ein Pro

zent. Schon nach zwei Wochen kann der Stoffwechsel bis zu 20 % seines ursprünglichen Energieverbrauchs einsparen.

Dies erklärt den sogenannten **„Jojo-Effekt"**, da nach Beendigung einer Diät der niedrige Energiebedarf zunächst bestehen bleibt. Wird wieder wie vorher (ungesund) weitergegessen, legt der Körper die überschüssige Energie sofort in Depots an und das Gewicht steigt.

Um dies zu vermeiden sind zwei Dinge bei jeder Gewichtsreduktion von entscheidender Bedeutung: **Besser essen, und mehr bewegen!**

Dies sind die eindeutigen Kriterien für jede Art von gesundem Gewichtsmanagement, um Gewicht abzubauen und es danach stabil zu halten.

Der gezielten Gewichtsreduktion sollten intensive Überlegungen vorausgehen. Um mit einer Ernährungs- und Bewegungsumstellung anzufangen, ist ein hohes Maß an Motivation notwendig. Ursachen für die fehlende Bereitschaft sind oft in der Umgebung zu finden. Stress im Beruf oder Ärger in der Familie demotivieren. Nur wer für sich selbst abnimmt und nicht für andere (Partner, Arzt etc.) wird letztendlich Erfolg haben. Viele sehen in einer Ernährungsumstellung nur eine „Diät" und freuen sich schon wieder „normal" essen zu dürfen. An dieser Einstellung scheitert längerfristig jede Gewichtsabnahme. Eine hilfreiche Unterstützung bieten hierbei Gruppen von Gleichgesinnten unter professioneller Leitung von Ökothrophologen/innen; Diätassistenten/innen oder Psychologen/innen sowie Ärzten/innen. Adressen sind bei den jeweiligen Krankenkassen zu erfragen. Die Entscheidung zu einer Gewichtsreduktion ist ein nicht unerheblicher Einschnitt in den täglichen Ablauf, die gut überlegt und auch geplant werden sollte.

Eine Auflistung des „Ist-Zustandes" und der gewünschten Ziele kann hilfreich sein.

Der folgende Fragebogen zeigt die Rahmenbedingungen einer Gewichtsreduktion auf. Er bildet eine Art Vertrag, der immer wieder zur Hand genommen werden sollte, besonders wenn Probleme und erste Durststrecken auftreten; und er hilft bei der weiteren Motivierung.

Gewichtsabnahme planen

- Wie ist mein BMI?
- Wie ist meine WHR?
- Bin ich ein Apfeltyp?
- Bin ich ein Birnentyp?
- Bin ich normalgewichtig?
- Bin ich leicht übergewichtig?
- Bin ich schwer übergewichtig?
- Muss ich aus gesundheitlichen Gründen abnehmen?
- Ist es mein eigener Wunsch abzunehmen?
- Warum will ich abnehmen?
- Welchen Erfolg wünsche ich mir?
- Wunschgewicht: „_____" kg
- Zeitlicher Rahmen: „_____" Wochen
- Gewichtsabnahme pro Monat: „_____" kg
- Gewünschte Kleidergröße: „_____"
- Äußerliche Verbesserungen: „_____"
- Gesundheitliche Verbesserungen: „_____"
- Sonstiges: „_____"

Eine Veränderung der Essgewohnheiten muss immer mit einer Bestands-
aufnahme der derzeitigen Situation beginnen. Nur so kann die Einsicht zur
Notwendigkeit und letztendlich die schrittweise Umstellung des Essens und
Trinkens vorgenommen werden.

Idealerweise wird eine Woche lang ein Essensplan geführt, auf dem die Uhr-
zeit, die genaue Situation (mit wem; Anlass; Gelegenheit), Art und Menge
der Speisen und Getränke, und evtl. eine zusätzliche Bemerkung genau auf-
geschrieben werden.

Dabei ist wichtig, in dieser Woche nichts an den üblichen Bedingungen zu
ändern, um sich ein genaues Bild von der Menge, der Lebensmittelauswahl
und den äußeren Bedingungen der täglichen Mahlzeiten machen zu können.
Die „Kleinigkeiten" zwischendurch finden hier genauso Beachtung wie die
Tüte „Chips" am Abend.

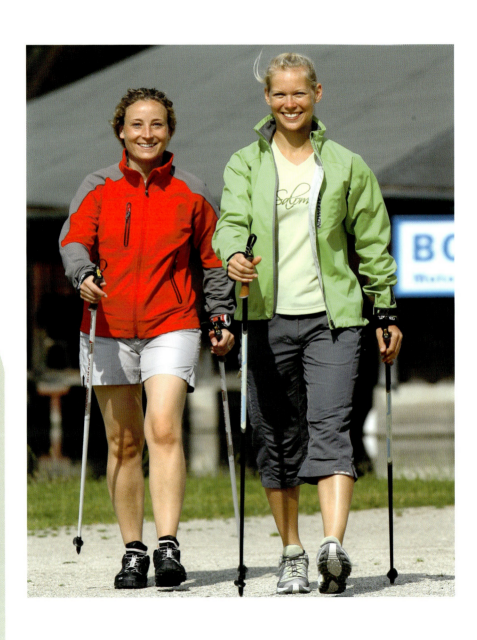

Drei bis vier exemplarische Tagesbeispiele sollten dann mittels Kalorienta-
belle auf den Kaloriengehalt hin ausgerechnet werden. Nur so kann man
feststellen, ob und wie viel Energie dem Körper tatsächlich zuviel zugeführt
wird. Dies ist anfänglich recht hilfreich, denn nur so können heimliche „Dick-
macher" aufgespürt werden. Nach 1–2 Wochen wird das Aufschreiben und
Kalorienzählen überflüssig sein.

Beispiel für die Erfassung eines Essensplans:

Datum/ Uhrzeit	allein/ mit anderen	Anlass/ Situation	Speisen, Getränke	Bemerkun- gen
Montag				
08:00 Uhr	allein	Frühstück	2 Semmeln, Butter, Mar- molade, Salami, 2 Tassen Kaffee	schnell ge- gessen, da verschlafen
10:00 Uhr	mit Kollegin	von Kollegin angeboten	3 Pralinen	über Mandanten geärgert

Der Energiebedarf (Kalorienbedarf) des Menschen setzt sich aus den beiden Komponenten „Grundumsatz" und dem „Energiebedarf für körperliche
Aktivität" zusammen.
Der Grundumsatz ist die Energiemenge, die zur Aufrechterhaltung aller kör-
perlichen Funktionen (in Ruhe) notwendig ist. Er macht ca. 60 – 70 % des
Tages-Kalorienbedarfes aus. Bei körperlicher Betätigung und Arbeit addiert
sich zum Grundumsatz der zusätzliche Kalorienbedarf für den Leistungs-
stoffwechsel hinzu. Dieser Leistungsumsatz beträgt ca. 30 – 40 % des
Energiebedarfes und richtet sich nach Dauer und Schwere der körperlichen
Aktivität.
Grundumsatz und Leistungsumsatz ergeben zusammen den Tagesenergie-
bedarf.

GEWICHTSMANAGEMENT

Energiefaktor bei unterschiedlicher körperlicher Beanspruchung:

Grundumsatz (überwiegend Bettruhe)	25 kcal
Grundumsatz + leichte körperliche Betätigung (z. B. Büroarbeit)	30 kcal
+ mittelschwere körperliche Tätigkeit	35 kcal
+ schwere körperliche Tätigkeit / Leistungssport	40 kcal

Errechnung des Tageskalorienbedarfs:

Bei *Normalgewicht*:
Gewicht x Energiefaktor
z. B. normalgewichtige Sekretärin BMI 22 mit 65 kg Körpergewicht
65 x 30 kcal = 1950 kcal

Bei *Übergewicht* (BMI über 25):
Normalgewicht x Energiefaktor + BMI-Punkte über 25 x 33
z. B. Sekretärin BMI 30 mit 85 kg Körpergewicht
1950 kcal + (33 kcal x 5) = 2115 kcal

Bei einer Ernährung entsprechend dem tatsächlichen Kalorienbedarf ist die Energiesituation ausgeglichen und das Gewicht kann gehalten werden.
Um 1 kg Körperfett zu reduzieren müssen 7000 kcal eingespart werden. Umgekehrt müssen auch 7000 kcal zuviel gegessen werden um 1 kg Körperfett zuzunehmen!

Richtig abnehmen heißt: Körperfett abbauen und Muskelmasse erhalten = etwas weniger und das richtige essen und sich mehr und gezielter bewegen! Die Muskelmasse ist besonders wichtig, da sie die stoffwechselaktive Masse in unserem Körper bildet. Das heißt, der Muskel verbraucht im Gegensatz zum Fettgewebe Energie, er verbrennt auch Fett. Deshalb können Männer mit ihrem höheren Muskelanteil mehr essen als Frauen und nehmen auch schneller ab. Ein weiterer großer Vorteil einer höheren Muskelmasse: Man verbraucht auch Kalorien bei völliger Ruhe, sogar im Schlaf. Neben der gezielten Gewichtsreduktion durch eine optimale kalorienreduzierte Ernährung ist der Aufbau von zusätzlicher Muskelmasse ein wichtiges Ziel um eine dauerhafte Gewichtsstabilisierung zu erreichen. Nordic Walking eignet sich bestens zum erwünschten Fettab- und Muskelaufbau (siehe Kapitel 4).

Auch eine Erhöhung der körperlichen Aktivitäten im Alltag (Treppensteigen statt Liftbenutzung; zu Fuß gehen statt Autofahren etc.) sind zum Ankurbeln des Stoffwechsels sehr hilfreich.

Eines der Hauptprobleme von Menschen mit Übergewicht ist, dass sie möglichst schnell abnehmen wollen. Dies versprechen diverse Diäten auch rasch und unproblematisch. Die Tatsache zeigt aber, alles was schnell abgenommen wird, wird auch schnell wieder zugenommen. Ziel soll immer das eigene, realistische Wunschgewicht und die Stabilisierung des erreichten Erfolges sein.

> Die ideale wöchentliche Gewichtsreduktion liegt bei ca. 500 g und wird durch eine Einsparung von ca. 500 kcal täglich erreicht.

Dieser Wert schwankt natürlich immer wieder, da im Laufe einer mehrwöchigen Abnehmphase viele unterschiedliche Faktoren den Gewichtsverlauf beeinflussen. Bei Frauen spielt der monatliche Zyklus eine wesentliche Rolle bei der Einlagerung von Flüssigkeit ins Gewebe, was sich natürlich als zusätzliches Gewicht bemerkbar machen kann.

Wassereinlagerungen können auch durch sehr salzhaltige Lebensmittel wie z. B. marinierte Fische, Sauerkraut, Gemüsekonserven, Wurst und Käse erfolgen. Aus diesem Grund ist es nicht sinnvoll sich täglich auf die Körperwaage zu stellen, da der Körper diese Unterschiede innerhalb weniger Tage von selbst ausgleicht. Zur regelmäßigen Gewichtskontrolle reicht es sich 1– 2 mal wöchentlich unbekleidet und zur selben Zeit zu wiegen. Eine Tabelle mit einer Gewichtskurve erleichtert das Dokumentieren und veranschaulicht den Gewichtsverlauf. Sie macht stolz auf geschaffte, abgenommene Pfunde.

Meine Gewichtskurve

Datum: „——————"
Startgewicht: „————" kg
Zielgewicht: „————" kg

Abnahme	Wochen																			
	1	2	3	4	5	6	7	8	9	10	11	12	13	14	15	16	17	18	19	20
1 kg																				
2 kg																				
3 kg																				
4 kg																				
5 kg																				
6 kg																				
7kg																				
8 kg																				
9 kg																				
10 kg																				

Diese Tabelle kann als Kopiervorlage genutzt werden!

GEWICHTS-MANAGEMENT

3. 3 Praktische Umsetzung einer gesunden, kalorienbewussten und schmackhaften Ernährung

Low fat oder Low carb sind derzeit die Favoriten der Diätbranche. Natürlich ist es sehr sinnvoll Fette einzusparen, hat doch Fett mit 9 kcal pro Gramm den mit Abstand höchsten Brennwert. Gefolgt von Alkohol mit 7 kcal pro Gramm, weshalb er bei häufigem Konsum auch als zusätzliche Kalorienbombe zu sehen ist.

Von regelmäßigem Alkoholgenuss ist deshalb nicht nur aus Gründen der Abhängigkeitsgefahr abzuraten. Alkoholische Getränke sind Genussmittel, keine Getränke um den Durst zu stillen.

Eiweiß und Kohlenhydrate enthalten mit je 4 kcal etwa denselben Brennwert, sind bei der Gewichtsreduktion jedoch sehr unterschiedlich zu betrachten.

Einfache Kohlenhydrate wie Zucker und Süßigkeiten, Milch und Fruchtzucker sowie Auszugsmehle (Weizenmehl Type 405) und daraus hergestellte Nahrungsmittel wie Semmeln, Brezen, Weißbrot etc. können vom Körper in Depotfette umgewandelt werden. Bei der Verstoffwechselung dieser einfachen Kohlenhydrate wird Insulin aus der Bauchspeicheldrüse benötigt. Das Hormon Insulin versorgt die Zellen (insbesondere die Muskeln) mit Nährstoffen. Werden diese jedoch nicht benötigt oder sind sie im Überfluss vorhanden (z. B. durch süße Getränke, Limonaden, etc.) „mästet" das Insulin damit die Fettzellen. Es kommt zu einer Senkung des Blutzuckerspiegels unter Normwert und ein erneutes Hungergefühl wird ausgelöst. Außerdem blockiert Insulin die Fettverbrennung bei einer Gewichtsreduktion. Deshalb ist es wichtig 2 Stunden vor einer Bewegungseinheit keine schnellverdaulichen Kohlenhydrate zu essen, damit der Insulinspiegel im Blut möglichst niedrig ist. Dasselbe gilt für die ersten 1–2 Stunden nach sportlicher Betätigung um den „Nachbrenneffekt" gut auszunützen. Nach einer Sporteinheit ist der Stoffwechsel je nach Trainingszustand noch einige Stunden erhöht und es werden mehr Kalorien verbraucht als im Ruhezustand.

Kohlenhydrathaltige Lebensmittel, die den Blutzuckerspiegel stark ansteigen lassen haben einen hohen glykämischen Index, abgekürzt GLYX. Zum Abnehmen besser geeignet sind Lebensmittel mit einem niedrigen GLYX, da

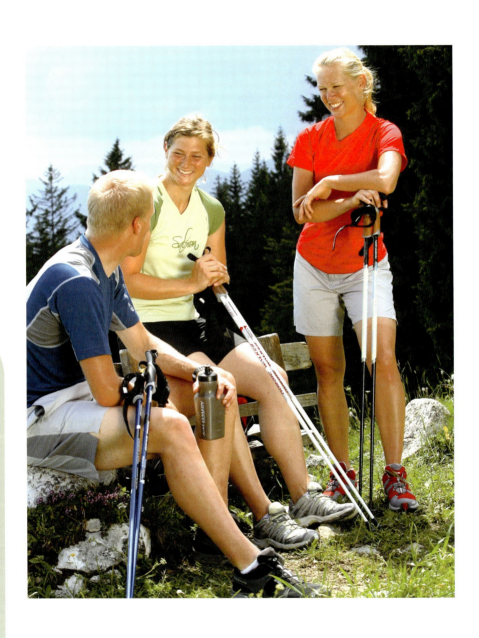

GEWICHTS-MANAGEMENT

sie gut sättigen und den Insulinspiegel in Schach halten, was die Gewichtsreduktion begünstigt.

GLYX-Tabellen gibt es im Buchhandel zu kaufen.

Ideale Lebensmittel mit einem niedrigen GLYX (= Low Carb) sind alle Vollkornprodukte, Gemüse und fast alle Obstsorten (nicht Ananas und Banane).
Sie besitzen einen hohen Ballaststoffgehalt, machen satt, füllen den Darm
und sind reich an natürlichen Vitaminen, Mineralstoffen und sekundären
Pflanzenstoffen.

Vorwiegend eiweißhaltige Lebensmittel wie Fleisch, Fleischwaren, Fisch sowie Milch und Milchprodukte sind in der fettarmen Variante ideale Lebensmittel. Bei den Fischen haben auch fettreiche Meeresfische wie Heringe
und Lachs durch ihren hohen Gehalt an Omega-3-Fettsäuren einen wichtigen Stellenwert in der gesunden, kalorienbewussten Ernährung.

Beim gesunden Abnehmen besonders zu beachten ist eine ausreichende
Getränkezufuhr. 2–3 Liter sind während einer Gewichtsreduktion unbedingt
notwendig um den Stoffwechsel und die Ausscheidungsorgane zu unterstützen. Ohne ausreichende Flüssigkeitsmenge kann es zu gesundheitlichen
Problemen wie Nierensteinen, Darmträgheit, Migräne u. a. kommen.

*Tagespläne mit je einem Beispiel mit fettreicher und kalorien- und
fettreduzierter Normalkost*

Letzteres ist als Empfehlung zur Gewichtsreduktion für die praktische Um-
setzung geeignet. Mit ca. 1600 kcal und 60 g Fett ist der tägliche Bedarf
gedeckt und auch das äußerst wichtige Sättigungsgefühl tritt ein. Sollte
trotzdem ein ständiges Hungergefühl bleiben, muss die Kalorienschranke
erhöht werden. Nur so ist ein längerfristiges und gesundes Abnehmen möglich!

Als Frühstück eignet sich auch sehr gut ein Müsli aus zuckerfreien Getreideflocken, z. B. Hafer-, Dinkel-, Hirseflocken, mit Joghurt und frischem Obst
zubereitet oder ein Frischkornmüsli aus frisch geschrotetem Getreide.

Ob bei einer angestrebten Gewichtsreduktion Zwischenmahlzeiten eingehal-
ten werden sollen, richtet sich nach dem persönlichen Hungergefühl. Für
die Fettverbrennung sind weniger Mahlzeiten vorteilhafter, da die Insulinaus-
schüttung vermindert wird.

GEWICHTS-MANAGEMENT

		Fettreiche Normalkost			Fettreduzierte, leichte Normalkost		
			Kcal	Fett		Kcal	Fett
Frühstück	2 Brötchen		272	2	2 Vollkornbrötchen	270	4
	20 g Butter		152	16	20 g Halbfettmarg.	72	8
	2 Sch. Fleisch- wurst		89	9	40 g Quark 20%	40	2
					20 g Konfitüre	53	–
	1 Sch. Gouda		103	8	30 g Camembert 30%	62	4
	20 g Konfitüre		53	–			
	1 Ei		96	7	1 Tomate	20	–
			765	**42**		**517**	**18**
Zwischen- mahlzeit	150 g Frucht- joghurt		145	5	150 g Natur- joghurt	85	2
Mittagessen	250 ml Tomaten- suppe		85	2	250 ml Tomaten- suppe	85	2
	150 g Bratwurst		447	44	200 g Lachsfilet	305	20
	150 g Pommes		330	12	150 g Pellkartof- feln	120	–
	75 g Schokoeis		150	8	10 g Kräuterbutter	70	7
	200 ml Cola		105	–	200 g Blumenkohl	36	–
					300 ml Apfel- schorle	60	–
			1117	**66**		**676**	**29**
Zwischen- mahlzeit	1 St. Marmor- kuchen		268	12	100 g Quark mit frischen Beeren	71	3
Abendessen	2 Schinken-Käse- toasts		558	30	1 Sch. Vollkornbrot	102	1
					60 g Putenbrust	64	2
	500 ml Bier		240		50 g Hüttenkäse	29	3
	80 g Kartoffel- chips		432	32	1 Tomate	20	–
					50 g Gurke	05	–
Summe/Tag			**1230**	**62**		**220**	**6**
			3525	**187**		**1569**	**58**
Zusätzlich 1,5–2 Liter kalorienfreie Getränke (Wasser, Tee, Kaffee)							

3.4 Praktische Tipps und Tricks

■ Gehen Sie niemals hungrig einkaufen, nur so werden Sie sich an den
Einkaufszettel halten und bringen nicht die doppelte Menge nach Hause!

■ Essen Sie sich satt an: frischem Gemüse, Salat und Obst (5 Portionen
am Tag), Kartoffeln, Vollkornprodukten, Naturreis. Nur wer sich täglich
satt essen kann, schafft es eine Gewichtsreduktion längere Zeit durch-
zuhalten.

■ Beachten Sie die Zutatenliste auf der Verpackung. Inhaltsstoffe stehen
immer in der Reihenfolge der Menge auf der Packung. Vorsicht bei Auf-
druck „fettarm"- oft ist dann der Zuckergehalt umso höher – also letztendlich keine Kalorienersparnis, z. B. Fruchtjoghurt.

■ Fertigprodukte sind immer nur eine „schnelle Lösung für zwischendurch". Kochen Sie, wenn es Ihre Zeit erlaubt, mit frischen oder tiefge-
kühlten Produkten. Es schmeckt besser und ist meist kalorienärmer als
„Fastfood"!

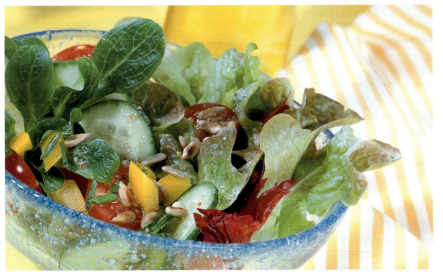

- Fettsparende Zubereitungsarten wählen: Garen im Wok oder einer beschichteten Pfanne, Dünsten, Grillen, Garen im Tontopf. Panieren und Frittieren von Lebensmitteln meiden!

- Dosieren Sie Öle und Fette mit einem Esslöffel.

- Fleisch- und Gemüsesoßen lassen sich sehr gut, wenn überhaupt notwendig, mit püriertem Gemüse und wenig Sauerrahm binden.

- Das Sättigungsgefühl tritt erst nach 20 Minuten ein – also lassen Sie sich Zeit, essen Sie langsam und kauen Sie gut.

- Bauen Sie ihre Lieblingsspeisen und bevorzugten Lebensmittel gezielt in den Speiseplan mit ein, und verbieten Sie sich nichts gänzlich.

- Süßigkeiten sind als Nachtisch wesentlich besser geeignet als zwischen den Mahlzeiten. Hier blockieren sie die Fettverbrennung und führen zu Heißhungersituationen. Genießen Sie lieber eine kleinere Portion mit gutem Gewissen, als eine Tafel Schokolade heimlich zu essen.

- Kleine Rückschläge und Gewichtsstillstand sind keine Katastrophe. Positiv denken und zuversichtlich sein!

- Lernen Sie „Nein sagen", nicht nur beim Essen, sondern auch im Alltag, denn ungewolltes „Ja sagen" erzeugt Frust und kann zu unkontrolliertem Essen führen.

- Sind Sie stolz auf jedes geschaffte Pfund und gönnen Sie sich eine kleine Belohnung.

- Machen Sie sich ganz bewusst klar, woher Ihr zuviel an Pfunden kommt. Psychische Belastungen sind ein Hauptgrund für viele übergewichtige Menschen und müssen vor und bei einer Gewichtsabnahme unbedingt berücksichtigt werden.

GEWICHTSMANAGEMENT

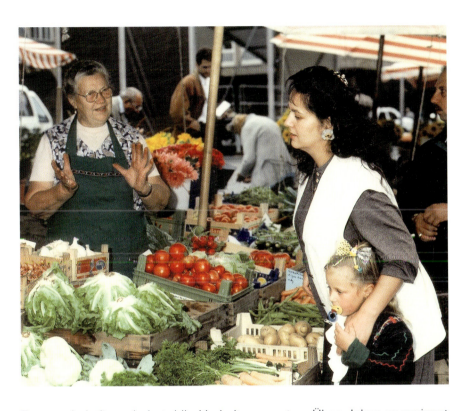

Essgewohnheiten sind stabile Verhaltensmuster. Über Jahre angeeignet und deshalb auch meist nicht in kurzer Zeit grundlegend und nachhaltig zu ändern. Man braucht also viel Geduld mit sich selbst und einen langen Atem. In einer Gruppe Gleichgesinnter lassen sich kleine Durchhänger und der „innere Schweinehund" leichter durchstehen, um das Ziel nicht aus den Augen zu verlieren. Dies gilt natürlich gleichermaßen für die Freude an der zusätzlichen Bewegung.

So wird sich der Erfolg auf der Waage zeigen, ein neues Körpergefühl einstellen und ein neues Lebensgefühl entstehen.

Viel Erfolg!

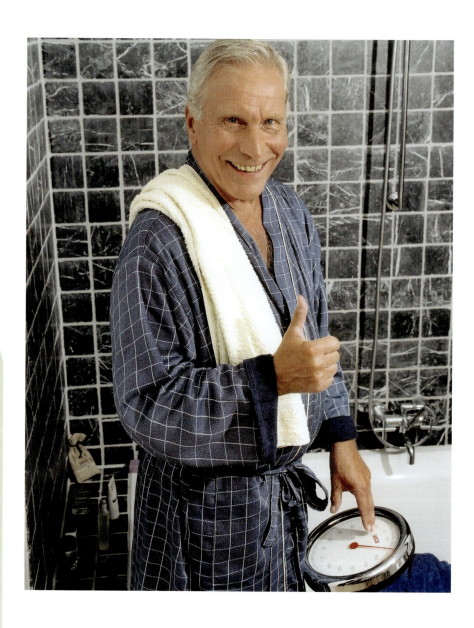

„Der Sommer steht bereits vor der Türe und ich habe meine Winterpölster-
chen noch immer nicht zufriedenstellend wegbekommen." Wer träumt nicht
davon: sich in seiner Haut rundum wohl zu fühlen und nebenbei die best-
mögliche Kondition aufzubauen, um den Alltag besser bewältigen zu können. Andere wiederum möchten einmal auf dem Siegerpodest stehen, für
ihre Leistungen umjubelt werden, die persönliche Bestmarke überbieten
oder einfach nur mit dem guten Gefühl nach Hause gehen, es wieder mal
geschafft zu haben. Welche Vorstellungen und Wünsche es aber auch sind,
sie bedeuten stets den Antrieb für sportliche Aktivitäten. Um diese Ziele zu
erreichen, muss der Körper allerdings nicht nur fit und gesund sein, sondern seine Leistung muss den individuellen Ansprüchen entsprechend an-
gepasst bzw. gesteigert werden.

Damit Sport auch Spaß macht und Erfolg bringt sind drei Faktoren von entscheidender Bedeutung: gezielte Ernährung (siehe Kapitel 2), dosiertes
Training und ausreichende Regeneration.

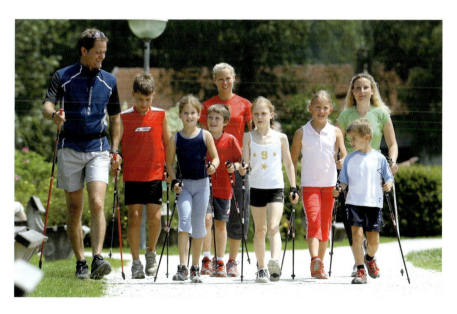

4.1 Nordic Walking – eine natürliche Bewegungsform für ein effektives Training

Nordic Walking ist eine natürliche Fortbewegungsform mit einer moderaten Beanspruchung des Herz-Kreislauf-Systems, der Atemorgane und großer Muskelgruppen. Sozusagen ein Sport mit einem hohen gesundheitlichen Wert. Er ist besonders geeignet für Untrainierte, Wiedereinsteiger nach längerer Bewegungsabstinenz sowie Übergewichtige, die ihren Körperfettanteil reduzieren wollen. Aber auch Athleten kommen auf ihre Kosten, wenn sie Nordic Walking als Ausgleichsport oder im Rahmen des Grundlagentrainings betreiben wollen.

Die körperliche Beanspruchung kann beim Nordic Walking sehr gut dosiert werden. Trotzdem besteht für Einsteiger die Gefahr, sich zu sehr zu belasten. Um dies zu vermeiden, sollte man seinen optimalen Trainingsbereich festlegen und einige Tipps beachten.

4.2 Trainingssteuerung

Für eine optimale Trainingsteuerung gilt die Ermittlung der Herzfrequenz als eine der einfachsten Methoden. Sie gibt uns eine sofortige Rückmeldung, nach der wir unser Training kontrollieren können.

Damit wir nun wissen, ob wir im „grünen Bereich" unterwegs sind, gilt es erst einmal zwei Begrifflichkeiten zu erklären.

Die Trainingsintensität kann hierbei über den aeroben und anaeroben Bereich ausgedrückt werden.

Aerobes Training heißt, mit einer geringen Intensität zu trainieren, so dass die Muskeln mit ausreichend Sauerstoff versorgt werden. Dadurch wird die Ausdauer verbessert, unliebsame Fette werden verbrannt und der Körper wird geformt.

Im anaeroben Bereich werden die Muskeln nicht mehr mit ausreichend Sauerstoff versorgt und übersäuern. Die Muskeln verkrampfen, schmerzen und lassen sich kaum noch richtig bewegen. Fortgeschrittene Nordic Walker nutzen diesen Bereich, um neue Reize zu setzen und ihren Trainingszustand zu verbessern. Für ein gesundheitsorientiertes Training ist ein anaerobes Training jedoch nicht zu empfehlen.

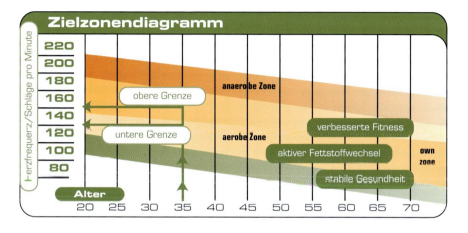

4.2.1 Methoden zur Bestimmung der eigenen Leistungsfähigkeit

Die maximale Herzfrequenz (Hfmax)

Der wichtigste Wert zur Bestimmung der individuellen Trainingsintensität ist die maximale Herzfrequenz (Hfmax). Das ist der Wert, der einer maximalen körperlichen Belastung entspricht. Von ihm werden die verschiedenen Trainings-Herzfrequenzbereiche prozentual abgeleitet. Es gibt mehrere Möglichkeiten, die persönliche maximale Herzfrequenz zu bestimmen. Mit Hilfe einer einfachen Faustformel fällt die Errechnung wohl am leichtesten.

Für Männer gilt: 220 minus Lebensalter
Für Frauen gilt: 226 minus Lebensalter

Diese Faustformel kann jedoch lediglich ein Richtwert sein und gilt für die meisten Personen als grobe Orientierung.
Exaktere individuelle Messungen kann man durch nachfolgende Methoden erzielen:

UKK Walking Test

Der UKK Walking Test ist ein Walking Test ohne Stöcke. Es wird die cardio-respiratorische Leistungsfähigkeit gemessen und damit kann der individuelle Fitnesszustand festgestellt werden. Der Fitnesszustand errechnet sich aus der Gehzeit, der Herzfrequenz, dem **Body Mass Index** (BMI) und dem Alter.

Leistungsdiagnostik

Mittels Fahrradergometer oder Laufband (für Nordic Walker sinnvoller!) erfolgt ein Leistungstest, bei dem Ihre Leistungsfaktoren – Muskelkraft, Herz-Kreislauf-System, Atmung und Stoffwechsel (Laktat) – ermittelt werden.

Die Ergebnisse Ihrer persönlichen Werte werden analysiert und mit Ihnen besprochen. Anhand des Testergebnisses lassen sich genaue Trainingsintensitäten für Ihre persönliche Zielsetzung festlegen. Dabei kann die Verbesserung der Grundlagenausdauer, besseres Allgemeinbefinden, Leistungssteigerung oder Gewichtsreduktion das Ziel sein.

Auf Wunsch wird entsprechend Ihrer Sportart, dem ermittelten Leistungsstand und der Ihnen zur Verfügung stehenden Zeit ein persönlicher Trainingsplan für Sie erstellt.

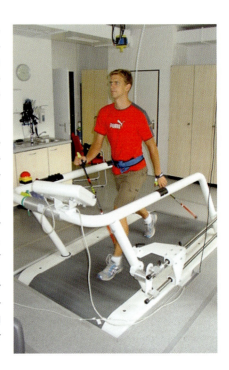

Erholungspuls

Ein Indikator für die eigene Fitness und ein gesundes Herz ist der Erholungspuls. Der Erholungspuls stellt die Anzahl der Herzschläge pro Minute dar, die nach einer Belastung gemessen werden. Nach dem Training sinkt die Herzfrequenz wieder in Richtung des Ausgangswertes vor der Belastung. Wie schnell dies geschieht, hängt von der Regenerationsfähigkeit des

Herzens ab. Um den Erholungspuls ausfindig zu machen, messen Sie immer direkt am Ende einer Belastung und ein zweites Mal eine Minute später Ihren Puls und ermitteln die Differenz zwischen beiden Werten.

Bewertung des Erholungspulses eine Minute nach Ende der Belastung (gilt nur für intensive Belastung – Intervalltraining):

bis 20 Schläge	mäßig
bis 30 Schläge	gut
bis 40 Schläge	sehr gut
bis 50 Schläge	ausgezeichnet

4.2.2 Trainingsbereiche

Der Trainingspuls leitet sich je nach Zielsetzung prozentual von der Hfmax ab. Im Prinzip gibt es vier unterschiedliche Trainingsbereiche:

1. Gesundheitszone
Einsteiger und Rekonvaleszenten sollten sich in einem Bereich zwischen 50 und 60 Prozent der Hfmax bewegen. Bei dieser Intensität wird das Herz-Kreislauf-System gestärkt, ohne dass die Gefahr der Überbelastung besteht. In diesem Bereich tut jeder seiner Gesundheit etwas Gutes und man gestaltet den Alltag wieder bewegter. Das Training wird jedoch erst ab 60 % effektiv.

2. Fettverbrennungszone
Hier liegt die Intensität bei 60 bis 70 Prozent der Hfmax. In diesem Bereich wird vor allem der Fettstoffwechsel angeregt. Das kommt den Nordic Walkern entgegen, die auch ein paar Pfunde verlieren wollen.

3. Fitnesszone
Durchschnittliche bis gute Ausdauersportler trainieren in diesem Bereich. Hier liegt die Intensität bei 70 bis 85 Prozent. Das Herz-Kreislauf- und das Atmungs-System werden gestärkt, die Versorgung der Muskulatur verbessert (Grundlagenausdauer).

NORDIC WALKING
GESUND TRAINIEREN

4. Leistungszone

Das Training ist hier stark leistungsorientiert. Bei einer Herzfrequenz von 85 bis 100 Prozent geht man eine Sauerstoffschuld ein, dabei wird mehr Sauerstoff verbraucht als zugeführt. Dies führt zur Übersäuerung (Laktatbildung) der Muskulatur. Dieser Belastung kann man nicht lange standhalten.

4.2.3 Kontrolle der Trainingsintensität

Manuelle Kontrolle

Sie fühlen 10 Sekunden lang den Puls am Handgelenk oder an der Halsschlagader und multiplizieren den Wert mit 6 (10 x 6 = 60 Sekunden); die Herzfrequenzwerte beziehen sich immer auf die Minute.
Vorteil: Diese Messung kostet nichts. Nachteil: Die Messung ist recht ungenau, denn schon in dem Moment, in dem sie zur Messung stehen bleiben, sinkt die Herzfrequenz bereits.

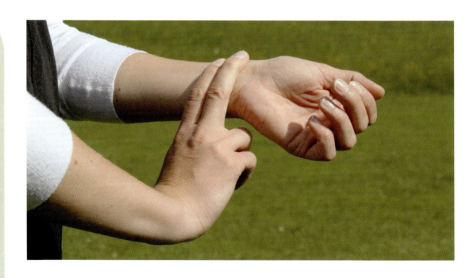

Atemkontrolle

Solange Sie in einem Tempo laufen, bei dem Sie sich noch mühelos unterhalten können, ist alles im grünen Bereich. Im anaeroben Bereich mit „Sauerstoff-Schuld" wird man schweigsam, weil man mit der Atmung kämpft. Als Folge solcher Sauerstoff-Not steigt Ihr Puls stark an, denn das Herz muss schneller pumpen, um die Muskeln mit Blut und Sauerstoff zu versorgen.

Subjektives Belastungsempfinden

Hier kann eine modifizierte „Borg-Skala" verwendet werden. Dies ist eine Tabelle mit den Zahlen 1–5 (original 1–20). Anhand dieser Skala beurteilt die Person ihr subjektives Belastungsempfinden (1 = überhaupt nicht anstrengend; 5 = total anstrengend, kurz vor der Erschöpfung). Sie befinden sich in der Regel im „grünen Bereich", wenn Sie die aktuelle Belastung mit Stufe 3 bis 4 (mittel bis schwer) einschätzen.

Digitale Kontrolle

Weitaus besser ist die Pulskontrolle mit einem Herzfrequenz-Messgerät. Es misst beim Training präzise Ihren Puls. Sie können zudem vor dem Laufen einen bestimmten individuellen Ober- und Unterwert vorwählen, bzw. vom Gerät ermitteln lassen (z. B. Polar OwnZone).

Unter- oder überschreiten Sie diesen Trainingspuls, ertönt ein Signal-Ton. Sofort können Sie Ihr Tempo anpassen. Eine feine Sache – das Gerät ist erschwinglich und relativ leicht zu bedienen.

OwnZone® bedeutet übersetzt „eigene Zone". Die OwnZone® definiert Ihre ganz individuelle Trainingszone und hilft Ihnen, in der optimalen Herzfrequenz zu trainieren.

Gleich zu Beginn der Aufwärmphase sollen Sie in 5 kurzen einminütigen Stufen die HF um jeweils rund 10 bis 15 Herzfrequenz-Schläge steigern. Innerhalb dieser Zeit ermittelt das Gerät Ihre aktuelle Tagesform und den für Sie optimalen Trainingsbereich. Denn nicht jeder Tag ist gleich!

4.3 Trainingsmethoden

Damit Sie nun auch richtig trainieren, werden im Folgenden die gängigsten Nordic Walking Trainingsmethoden aufgeführt.

Die *Dauermethode* ist im Nordic Walking die am häufigsten angewandte Trainingsmethode. Sie ist charakterisiert durch eine lang andauernde Ausdaueraktivität ohne zwischengeschaltete Pausen. Durch diese Methode wird die allgemeine aerobe Fitness erhalten oder verbessert.

Es gibt drei Arten der Dauermethode

Kontinuierliche Dauermethode	gleich bleibende Intensität (= gleich bleibende Herzfrequenz)
Variable Dauermethode	planmäßiger Wechsel der Intensität
Fahrtspiel	unplanmäßiger Wechsel der Intensität

Eine weitere Trainingsmethode, die im Nordic Walking angewandt wird, ist die *Intervallmethode*. Durch diese Methode wird die maximale Sauerstoffaufnahmekapazität erhöht und der Fitnesszustand verbessert.

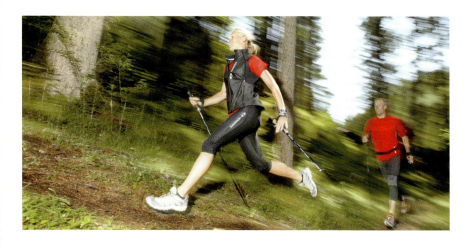

NORDIC WALKING GESUND TRAINIEREN

Die Intervallmethode ist durch einen systematischen Wechsel von Belastungs- und Erholungsphasen in einer Trainingseinheit gekennzeichnet. Die Erholungsphasen werden durch eine aktive und lohnende Pause gekennzeichnet.

- **aktiv** = Bewegung, z. B. langsames bergab gehen, Kräftigungsübungen etc.
- **lohnend** = Die Pausenlänge ist so zu gestalten, dass die nächste Belastung dann folgt, wenn man sie sich gerade eben wieder zutraut. Der Körper hat zu dem genannten Zeitpunkt den wesentlichen Anteil der Erholung nach der vorangegangenen Belastung geschafft, ist aber noch nicht vollständig erholt. Die Länge der lohnenden Pause kann über die Herzfrequenz gesteuert werden: Die Herzfrequenz geht nach einer intensiven Belastung zunächst sehr schnell zurück, dann wird dieser Rückgang immer langsamer. Sobald der Sportler feststellt, dass der Herzfrequenz-Rückgang sich deutlich verlangsamt, beginnt er mit der neuen Belastungsphase. Eine lohnende Pause dauert in der Regel zwischen einer und maximal fünf Minuten.

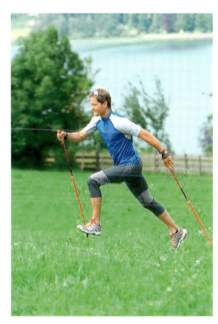

4.4 Nordic Walking Technik

Die individuelle effektive Technik beim Nordic Walking ist wichtig, um möglichst viele Muskelgruppen anzusprechen und positive Gesundheitsaspekte zu erreichen.

Allgemein kann man sagen: Mit zunehmendem Training verändert sich das Pulsverhalten und damit die persönliche Trainingszone. Je weiter man in seinen persönlichen Zielen fortgeschritten ist, umso wichtiger werden die Parameter Bewegungsumfang und Intensität.

Im Folgenden werden die wichtigsten Techniktipps aufgeführt:

- Arme nah am Körper führen
- Hände tief halten
- Arme bleiben immer locker gestreckt
- Aufrechte Körperposition
- Leichte Körpervorlage
- Hüfte nach vorn bringen (kein Hüftknick)
- Großer Bewegungsumfang
- Arm-Stockarbeit: Arme schwingen an der Hüfte vorbei weit nach hinten (bis fast zur Streckung!)
- Intensive Arm-Stockarbeit: Hände vorne schließen, beim Nach-hinten-Schwingen öffnen
- Gegenrotation Becken-Schulter-Achse
- Aktives Gehen: Körperschwerpunkt möglichst schnell über den Mittelfuß nach vorn bringen!
- Bewusster Abstoß über den Vorfuß

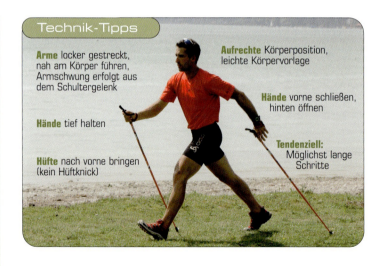

Technik-Tipps

Arme locker gestreckt, nah am Körper führen, Armschwung erfolgt aus dem Schultergelenk

Hände tief halten

Hüfte nach vorne bringen (kein Hüftknick)

Aufrechte Körperposition, leichte Körpervorlage

Hände vorne schließen, hinten öffnen

Tendenziell: Möglichst lange Schritte

Zur Info

Je mehr Muskeln Sie pro Trainingseinheit einsetzen, umso größer ist Ihr Kalorienverbrauch. Damit können Sie ihr Gewicht halten oder – immer in Verbindung mit der richtigen Ernährung – auch abbauen.

Wir unterscheiden zwischen der Nordic Walking SOFT-, FITNESS- und SPORT-Technik:

Als Softtechnik bezeichnet man die Einsteigertechnik, da sie leicht erlernbar und kraftsparend ist. Sie bietet eine geringe Herz-Kreislaufbelastung, ist ökonomisch und daher bestens für lange Strecken geeignet.

Die Fitnesstechnik ist die Technik, bei der die gesundheitsrelevanten Faktoren hervorragend beeinflusst werden. Sie ist allerdings relativ schwierig zu erlernen und als unökonomisch einzustufen.

Bei der Sporttechnik werden hohe Anforderungen an die koordinativen Fähigkeiten gestellt. Nordic Walking mit dieser Technik ist ein sehr intensives Ganzkörpertraining.

4.5 Trainingsplan

Ein Beispiel für eine Trainingswoche für einen Nordic Walking Einsteiger:

Trainingsplan (1. Woche)

Tag	Intensität	Dauer
1. Tag	60 - 70% Hfmax	60 - 90 min
2. Tag	Pause	
3. Tag	60 - 70% Hfmax	60 - 90 min
4. Tag	Pause	
5. Tag	55 - 65% Hfmax	60 - 90 min
6/7. Tag	Pause	

NORDIC WALKING
GESUND TRAINIEREN

Tipps zum Trainingsplan

Versuchen Sie auch als Einsteiger und Fortgeschrittener, wenn möglich, zwei bis drei Mal wöchentlich zu trainieren. Das klingt nach viel – Sie werden aber bald bemerken, wie schnell die Zeit beim Nordic Walking vergeht!

- Legen Sie während des Trainings auch Pausen ein. Diese können Sie z. B. für Kräftigungsübungen nutzen.
- Natürlich zählen auch andere Ausdauersportarten (z. B. Radfahren oder Schwimmen) zu diesem Trainingsplan.
- Je intensiver Sie trainieren, desto mehr Trainingspausen/Erholungspausen sollten Sie einfügen.
- Nach drei bis vier Wochen können Sie die Trainingshäufigkeit und später auch die Trainingsdauer steigern.
- Stopp! Bevor es losgeht, immer daran denken: Zu Beginn des Trainings aufwärmen, nach dem Training dehnen.

Grundsätzlich gilt immer: Langsam beginnen und die Belastung allmählich steigern. Wer sich als Trainingsziel Fitness und Gewichtsreduktion gesetzt hat, erreicht das mit einem Dauertraining in der Fettverbrennungszone bei 60 – 70 Prozent der maximalen Herzfrequenz.

Wichtig: Sie sollen sich beim Nordic Walking wohl fühlen. Atmen sie gleichmäßig und haben Sie ein bisschen Geduld, bis sich die gewünschten Ziele einstellen. Egal, welches Trainingsziel Sie mit Nordic Walking erreichen möchten – es dauert auf jeden Fall ein paar Wochen, bis eine Veränderung spürbar ist. Denken Sie nicht verkrampft an Ihre Ziele. Genießen Sie Ihre Touren! Der Rest kommt früher oder später von ganz allein.

NORDIC WALKING
GESUND TRAINIEREN

Tipps zur Ernährung

- Bei längeren Nordic Walking Touren (ab 45 Minuten) gehört auf jeden Fall eine Trinkflasche, sowie Verpflegung mit auf den Weg. Mineralhaltiges Wasser, das den Salzverlust durch das Schwitzen ausgleicht, oder Mineralwasser mit einem Fruchtsaftanteil, das dem Körper Energienachschub liefert, sind zu empfehlen.

- Ein schneller Energielieferant für zwischendurch sind Müsliriegel, Kohlenhydrat-Riegel und Bananen.

- In den Bereichen Fitness-, Sportzone sollte der Walker darauf achten, die letzte, größere Mahlzeit 2 – 3 Stunden vor dem Training zu sich zu nehmen. Energie in flüssiger Form kann bis zu 30 Minuten vor dem Start „getankt" werden.

- Während des Trainings sollte regelmäßig (alle 15 – 20 Minuten) getrunken werden.

- Und auch nach dem intensiven Training sollte der Walker seine verlorene Schweißmenge mit Kohlenhydraten, Eiweiß und Mikronährstoffen zur Regenerationsbeschleunigung ausgleichen.

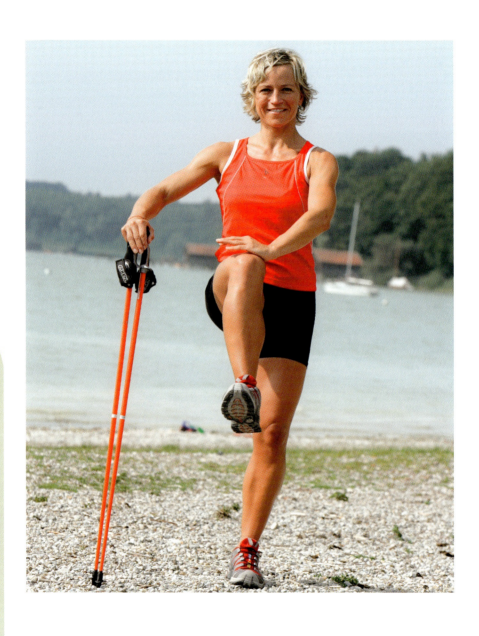

In diesem Kapitel möchten wir Ihnen Hilfestellung geben, Ihre Ernährungs-
gewohnheiten zu verbessern und die Regeln für eine gesunde Ernährung in
die Praxis umzusetzen. Versuchen Sie nicht, alles auf einmal umzusetzen –
ein Schritt nach dem anderen führt meist besser zum Ziel.

5.1 Die richtige Lebensmittelauswahl

Mit der Auswahl der richtigen Lebensmittel beim Einkaufen fängt alles an.
Die folgende Übersicht ist eine Hilfestellung für die Auswahl der richtigen
Lebensmittel im Supermarkt.

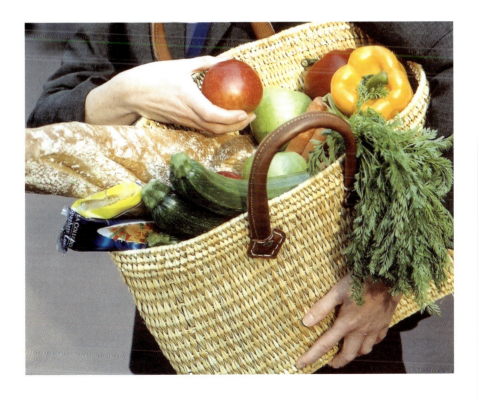

Lebensmittel für eine herzgesunde Ernährung und Gewichtskontrolle

	Empfehlenswert	Weniger empfehlenswert
Brot und Getreide-produkte	Vollkornbrot, Schrotbrot, Vollkornmehl, Haferflocken, Vollkornnudeln (eifrei), Naturreis, ungezuckertes Vollkornmüsli In Maßen: Helle Mehl- und Brotsorten, weißer Reis, helle Nudeln	Fetthaltige Backwaren, z. B. Buttertoast, Croissants
Obst und Gemüse, Kartoffeln	Täglich mehrmals Obst und Gemüse (frisch oder tiefgefroren), Hülsenfrüchte Kartoffeln, fettarm zubereitet, z. B. als Pellkartoffeln, Püree, Klöße In Maßen: Bratkartoffeln oder Pommes frites, zubereitet mit Fetten reich an mehrfach ungesättigten Fettsäuren, z. B. von Becel	Gezuckerte Obstkonserven, kandierte Früchte, Tiefkühlgemüse als Rahmzubereitung (Zutatenliste beachten) Kartoffelchips; Bratkartoffeln oder Pommes frites mit tierischen Fetten oder pflanzlichen Hartfetten zubereitet, z. B. Kokosfett, Kroketten, Kartoffelpuffer
Fisch und Fischwaren	Regelmäßig Magerfische, z. B. Kabeljau, Seelachs, Scholle, Rotbarsch und Forelle Regelmäßig kleinere Mengen: Makrele und Hering (auch als Konserve), Lachs (enthalten günstige Omega-3-Fettsäuren)	Schalen- und Krustentiere (cholesterinreich), z. B. Krabben, Hummer, Muscheln, Schnecken, Aal, Krabbensalat

PRAKTISCHE TIPPS ZUR ERNÄHRUNG

	Empfehlenswert	Weniger empfehlenswert
Fleisch und Wurstwaren	Mageres Fleisch von Kalb, Rind und Schwein Magerer Schinken (roh oder gekocht, ohne Fettrand); magere Wurstsorten, z. B. deutsches Corned Beef, Geflügelwurst, Kasseler-Aufschnitt, Sülze; fettmodifizierte Diät-Wurstsorten, z. B. Tee- und Leberwurst von Becel	Durchwachsenes und fettes Fleisch, Speck, Schweinehack, Fleischkonserven, Innereien (cholesterinreich) Fettreiche Wurstsorten, z. B. Salami, Blut-, Mett-, Fleisch- und Bratwurst, herkömmliche Tee- oder Leberwurst, Fleischsalat
Wild und Geflügel	Magere Fleischsorten, z. B. Hähnchen (ohne Haut), Pute, Fasan, Reh, Hirsch, Wildschwein, Hase	Fettes Gänse- und Entenfleisch, Geflügelhaut
Eier	Eiklar, max. 2 Eidotter pro Woche	Mehr als 2 Eidotter pro Woche; Nahrungsmittel, die mit viel Eigelb hergestellt werden, z. B. Eiernudeln, Mayonnaise
Milch und Milchprodukte	Fettarme Milch und Milchprodukte, z. B. Molke, Buttermilch, Magerquark, fettarmer Joghurt; ab und zu Saure Sahne (10 % Fett i. Tr.) Fettmodifizierter Diät-Kaffeeweißer; z. B. von Becel	Vollmilch und vollfette Milchprodukte, Sahne, Sahnejoghurt, Sahnequark, Schmand, Creme fraiche Kaffeesahne

PRAKTISCHE TIPPS
ZUR ERNÄHRUNG

	Empfehlcnswert	Weniger empfehlenswert
Milch und Milchprodukte	Käsesorten mit niedrigem Fettgehalt (max. 45 % Fett i. Tr.), z. B. Harzer Käse, Hüttenkäse; fettmodifizierte Käsealternativen, z. B. von Becel	Fettreiche Käsesorten (mehr als 45 % Fett i. Tr.), z. B. Camembert, Edelpilzkäse, Doppelrahm-Frischkäse
Fette und Öle	Pflanzliche Öle mit vielen ungesättigten Fettsäuren, z. B. Raps-, Sonnenblumen-, Oliven- und Maiskeimöl, Omega-3-Pflanzenöl Als Brotaufstrich, zum Kochen und Backen pflanzliche Fette mit vielen mehrfach ungesättigten Fettsäuren, z. B. Diät Margarine, Diät Pflanzencreme und Pflanzenfett von Becel	Kokosfett, Palmkernfett, Speck, Mayonnaise, Remouladensauce, Milchfett, sowie generell alle Produkte auf Basis tierischer Fette (Butter, Schweine- und Gänseschmalz, Talg)
Süßwaren *(bei Übergewicht einschränken)*	Konfitüren oder Fruchtaufstriche mit wenig Zucker, Fruchteis oder -sorbet, mit Süßstoff (Aspartam, Saccharin, Cyclamat) hergestellte, fettarme Süßwaren	Zucker, Honig, Zuckeraustauschstoffe, Nuss-Nougat-Creme, Marzipan, Schokolade, Pralinen, Sahneeiscreme
Kuchen und Gebäck *(bei Übergewicht einschränken)*	Gebäck mit wenig tierischem Fett, Zucker und Eigelb, z. B. Hefe- oder Quark-Öl-Teig, mit Obstbelag Mit Fetten reich an mehrfach ungesättigten Fettsäuren (z. B. Diät für die warme Küche oder Diät Pflanzencreme) hergestellte Backwaren	Fett- und eireiche, sowie sehr süße Backwaren, z. B. Sahne-, Cremetorten, Buttergebäck, Blätterteig

	Empfehlenswert	Weniger empfehlenswert
Nüsse *(bei Übergewicht einschränken)*	Ungesalzene Walnüsse, Haselnüsse, Mandeln, Pistazien, wegen hohem Fettgehalt jedoch nur in Maßen	Kokosnüsse
Getränke	Mineralwasser, Schorlen aus ungezuckerten Frucht- und Gemüsesäften, Diät-Getränke, Kaffee (mäßig), Früchte- und Kräutertees ohne Zucker, Alkohol nur in Rücksprache mit Arzt oder Ernährungsberater	Fruchtnektare und -saftgetränke, Colagetränke, Limonaden, hochprozentiger Alkohol
Kräuter und Gewürze, Würzmittel	Alle in- und ausländischen Kräuter und Gewürze	Bei Bluthochdruck: sparsam salzen

5.2 Leckere Rezepte – leicht und gut für's Herz

Mit diesen Rezepten macht die gesunde Küche Spaß! Sie finden hier Ideen für Frühstück, Abendbrot und Hauptmahlzeiten. Auch für alle, die abnehmen oder auf ihr Cholesterin und ihr Herz achten möchten, sind diese Rezepte hervorragend geeignet.

Verwendete Abkürzungen:

kJ = Kilojoule
kcal = Kilokalorien
E = Eiweiß
KH = Kohlenhydrate
F = Fett
GFS = gesättigte Fettsäuren
EUFS = einfach ungesättigte Fettsäuren
MUFS = mehrfach ungesättigte Fettsäuren
Chol = Cholesterin
Bst = Ballaststoffe

PRAKTISCHE TIPPS ZUR ERNÄHRUNG

Gesund in den Tag starten

Morgenstund Müsli (1 Portion)

Zutaten: 60 g Erdbeeren, 60 g Brombeeren, 1 Nektarine, 3 EL Getreideflocken, 1 TL Sonnenblumenkerne, 150 g fettarme Dickmilch, Süßstoff, einige Blättchen Zitronenmelisse

Zubereitung: Obst waschen und putzen, Erdbeeren und Nektarine klein schneiden. Getreideflocken und Sonnenblumenkerne dazu geben. Dickmilch nach Geschmack mit Süßstoff abschmecken und unter das Obst mischen. Mit Zitronenmelisse garnieren.

1 Portion enthält: 1.305 kJ/311 kcal, 12 g E, 45 g KH, 7 g F, 2,0 g GFS, 2,0 g EUFS, 3,0 g MUFS, 9 mg Chol, 10 g Bst

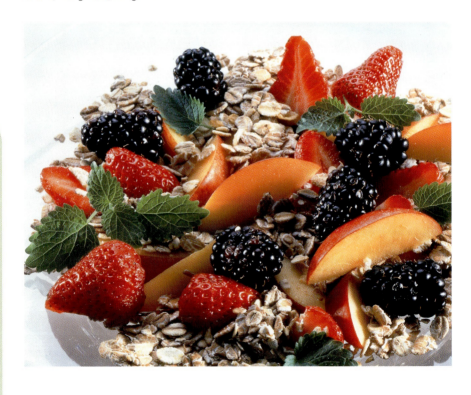

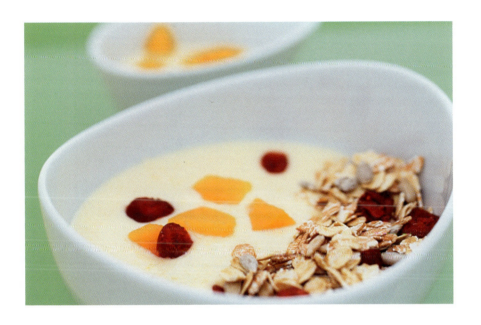

Vanille Pfirsich Müsli (1 Portion)

Zutaten: 1 Pfirsich, 125 g fettarmer Vanillejoghurt, 1/2 TL Zitronensaft, 30 g gemischte Getreideflocken (z. B. Hirse, Dinkel, Hafer), 1 TL Sonnenblumenkerne, 1 EL getrocknete Cranberries

Zubereitung: Den Pfirsich waschen und putzen. 3/4 des Pfirsichs mit dem Stabmixer fein pürieren und mit Diät-Joghurterzeugnis verrühren. Rest in kleine Würfel schneiden und mit Zitronensaft mischen. Getreideflocken, Sonnenblumenkerne und Cranberries mischen. Mit der Pfirsich-Creme mischen und etwas quellen lassen. Müsli in einen tiefen Teller geben und mit gewürfeltem Pfirsich bestreuen.

Tipp: Mischen Sie sich eine größere Menge Müsli-Basis an. In einem gut schließendem Glas halten sich die Flocken mehrere Wochen frisch.

1 Portion enthält: 1.315 kJ/315 kcal, 10 g E, 56 g KH, 5 g F, 1,7 g GFS, 1,7 g EUFS, 1,6 g MUFS, 5 mg Chol, 6 g Bst

PRAKTISCHE TIPPS ZUR ERNÄHRUNG

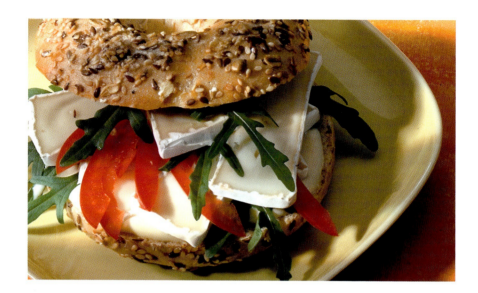

Bunter Bagel mit Milde Reife (1 Portion)

Zutaten: 1/4 rote Paprikaschote, einige Blätter Rauke (Rucola), 1 Mehrkorn-Bagel, 1 EL Becel Diät Salatcreme, 40 g Becel Diät Milde Reife

Zubereitung: Gemüse putzen, waschen, Paprikaschote in feine Streifen schneiden. Bagel halbieren, die untere Seite mit Becel Diät Salatcreme bestreichen und abwechselnd mit in Scheiben geschnittenem Becel Diät Milde Reife, Paprikastreifen und Raukeblättern belegen. Mit der zweiten Bagel-Hälfte bedecken.

1 Portion enthält: 1.430 kJ/340 kcal, 12 g E, 33 g KH, 18 g F, 3,9 g GFS, 5,0 g EUFS, 9,1 g MUFS, 8 mg Chol, 4 g Bst

Deftiges Vollkornbrötchen (1 Portion)

Zutaten: 1 Vollkornbrötchen, 1 TL Becel vital fettarme Diät Margarine, 2 Salatblätter, 1 kleine Tomate, Jodsalz, Pfeffer, 1 TL gehackte Petersilie, 1 EL becel Diät Salatcreme, 2 Scheiben Jagdwurst

Zubereitung: Vollkornbrötchen halbieren. Beide Hälften dünn mit becel vital fettarme Diät Margarine bestreichen. Salatblätter waschen, Tomate putzen, waschen und in Scheiben schneiden. Die untere Brötchenhälfte mit Salatblättern und den Tomatenscheiben belegen, würzen und mit Petersilie bestreuen. Darauf die becel Diät Salatcreme und die Jagdwurst geben. Mit der oberen Brötchenhälfte abschließen.

1 Portion enthält: 1.125 kJ/270 kcal, 11 g E, 27 g KH, 13 g F, 3,1 g GFS, 4,4 g EUFS, 5,5 g MUFS, 21 mg Chol, 4 g Bst

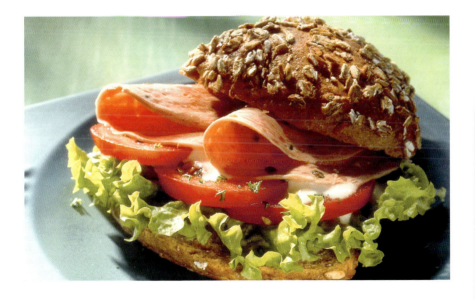

Hauptgerichte

Gemüse-Nudel-Salat mit Rauke (2 Portionen)

Zutaten: 150 g Hörnchen-Nudeln, 50 g Rauke (Rucola), 8 Cocktailtomaten, 1/2 rote Paprikaschote, 100 g Zucchini, 1 TL Becel Omega-3-Pflanzenöl, 5 EL becel Diät Salatcreme, 1 EL Honig, 1 EL Kräuteressig, etwas frische rote Chilischote, Cayennepfeffer, Jodsalz, Pfeffer aus der Mühle

Zubereitung: Die Nudeln nach Packungsanweisung garen, anschließend gut mit kaltem Wasser abbrausen. In der Zwischenzeit das Gemüse putzen, waschen, Rauke klein schneiden, Tomaten vierteln, Paprika in kleine Würfel, Zucchini in Scheiben schneiden. Zucchinischeiben mit 1 TL Omega-3-Pflanzenöl in einer beschichteten Pfanne anbraten, mit Pfeffer und etwas Salz würzen. Für das Dressing Salatcreme mit Honig, Kräuteressig und Gewürzen pikant abschmecken. Dressing und kleingeschnittene Paprikaschote unter die Nudeln heben und mindestens 1 Stunde ziehen lassen. Vor dem Servieren Rauke, Tomaten und Zucchini darunter heben.

1 Portion enthält: 1.655 kJ/397 kcal, 10 g E, 55 g KH, 15 g F, 2,0 g GFS, 4,0 g EUFS, 9,0 g MUFS, 1 mg Chol, 6 g Bst

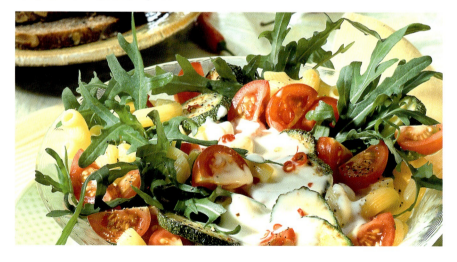

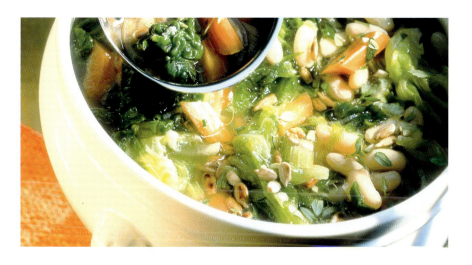

Wirsing Eintopf (2 Portionen)

Zutaten: 1/2 Dose weiße Bohnen (125 g Abtropfgewicht), 2 Frühlingszwiebeln,1 Knoblauchzehe, 1 Stange Staudensellerie, 1 EL Becel Omega-3-Pflanzenöl, 750 ml Gemüsebrühe (Instant), 1 Zweig frischer Thymian, 2 mittelgroße Möhren, 200 g Wirsing, 2 EL Sonnenblumenkerne, Jodsalz, frisch gemahlener Pfeffer, 2 Scheiben Vollkornbrot, 2 TL Becel vital fettarme Diät Margarine

Zubereitung: Die Bohnen abtropfen lassen. Gemüse putzen und waschen. Frühlingszwiebel in Ringe, Knoblauchzehe in Würfel, Staudensellerie in Scheiben schneiden und im Omega-3-Pflanzenöl andünsten. Mit der Brühe ablöschen. Thymian abbrausen, trocken schütteln, die Blätter abzupfen und die Hälfte davon zur Brühe geben. 5 Minuten bei niedrigster Stufe köcheln lassen. Möhren und Wirsing in kleine Stücke schneiden, zum Eintopf geben und weitere 15–20 Minuten köcheln lassen. Bohnen in den letzten 5 Minuten zufügen. Inzwischen die Sonnenblumenkerne ohne Fett in einer beschichteten Pfanne rösten und zum Eintopf geben. Mit Salz, Pfeffer und dem restlichen Thymian abschmecken. Zum Eintopf das mit Becel vital fettarme Diät Margarine bestrichene Vollkornbrot servieren.

1 Portion enthält: 1 470 kJ/354 kcal, 15 g E, 37 g KH, 15 g F, 2,5 g GFS, 4,5 g EUFS, 8,0 g MUFS, 0 mg Chol, 15 g Bst

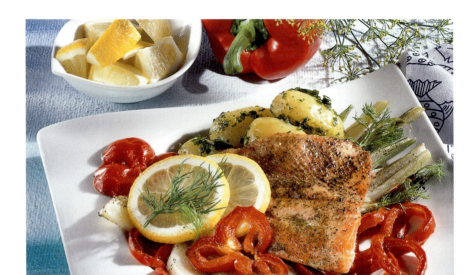

Lachsforelle im Gemüsebett (1 Portion)

Zutaten: 125 g Lachsforellenfilet, 1 EL Zitronensaft, jeweils 75 g Kohlrabi, Fenchel, rote Paprikaschote, 150 g festkochende Kartoffeln, Kräuter-Jodsalz, Pfeffer, 2 TL Becel Diät Pflanzencreme, 1 EL gehackte, gemischte Kräuter

Zubereitung: Lachsforellenfilet waschen, trocken tupfen, mit Zitronensaft beträufeln und kurz stehen lassen. In der Zwischenzeit Gemüse in feine Streifen schneiden. Kartoffeln in kochendem Salzwasser 20 Minuten garen. Gemüse in die Mitte eines großen Stücks Bratfolie geben, mit Kräutersalz und Pfeffer würzen. Lachsforellenfilet ebenfalls mit Kräutersalz und Pfeffer würzen, auf das Gemüse legen und 1 TL Diät Pflanzencreme darauf verteilen. Die Bratfolie nach Packungsanweisung verschließen und den Fisch im vorgeheizten Backofen 15 Minuten bei 200 Grad garen. Kartoffeln pellen und vierteln. 1 TL Diät Pflanzencreme dazu geben, mit Kräutern vermischen. Kartoffeln zusammen mit der Forelle und dem Gemüse servieren.

1 Portion enthält: 1.545 kJ/365 kcal, 32 g E, 35 g KH, 11 g F, 2,0 g GFS, 3,0 g EUFS, 6,0 g MUFS, 70 mg Chol, 10 g Bst

Schnitzel mit Kartoffel-Bohnen-Gemüse (2 Portionen)

Zutaten: 2 magere Schweineschnitzel (à 100 g), bunter Pfeffer, 1–2 EL Zitronensaft, 150 g grüne Bohnen, 1/2 Bund Petersilie, 300 g Kartoffeln, 1 1/2 EL becel Diät für die warme Küche, 100 g Kidneybohnen, 150 ml Gemüsebrühe, 1 Lorbeerblatt, Bohnenkraut, frisch gemahlener Pfeffer, Jodsalz, 1 EL feines Weizenvollkornmehl

Zubereitung: Schnitzel waschen, trocken tupfen, mit buntem Pfeffer und Zitronensaft marinieren. Bohnen, Petersilie und Kartoffeln waschen und putzen. Bohnen halbieren, Petersilie fein hacken, Karfoffeln schälen und achteln. 1 EL Diät für die warme Küche in einer beschichteten Pfanne erhitzen, Kartoffeln unter Wenden 5 Minuten bei mittlerer Hitze braten. Kartoffeln, grüne Bohnen, Kidneybohnen, Gemüsebrühe und Gewürze in einen Topf geben. Mit geschlossenem Deckel etwa 15–20 Minuten bei mittlerer Hitze garen. Petersilie zum Gemuse geben. In der Pfanne 1/2 EL Diät für die warme Küche erhitzen. Die Schnitzel im Mehl wenden und in heißem Pflanzenfett von jeder Seite 2 Minuten braten. Schnitzel mit dem Gemüse zusammen anrichten.

1 Portion enthält: 1.420 kJ/335 kcal, 31 g E, 35 g KH, 8 g F, 2,3 g GFS, 2,5 g EUFS, 3,2 g MUFS, 70 mg Chol, 9 g Bst

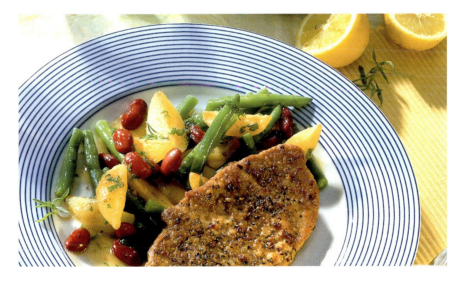

Geflügel-Paprika-Pfanne mit Reis (2 Portionen)

Zutaten: 80 g Langkornreis mit Wildreis, 500 ml Gemüsebrühe (Instant), 100 g Puten-brust, 1 Zwiebel, je 1 gelbe und rote Paprikaschote, 1/2 Stange Lauch, 2 EL Becel Omega-3-Pflanzenöl, 1 EL Zitronensaft, 1 TL Currypulver, Jodsalz, Pfeffer

Zubereitung: Reis nach Packungsanweisung in 350 ml Gemüsebrühe garen. Währenddessen das Fleisch waschen, mit Küchenkrepp trocken tupfen und in Streifen schneiden. Zwiebel schälen, halbieren und in Streifen schneiden. Paprikaschoten und Lauch waschen, putzen und in Streifen schneiden. Omega-3-Pflanzenöl in einer beschichteten Pfanne erhitzen. Das Fleisch bei mittlerer Hitze darin kräftig anbraten. Nach 3 Minuten Zwiebeln, nach weiteren 3 Minuten Paprikaschoten und anschließend den Lauch dazu geben. Currypulver unterrühren, mit der restlichen Gemüsebrühe ablöschen und etwas einkochen lassen. Anschließend mit Zitronensaft, Jodsalz und Pfeffer abschmecken und servieren.

1 Portion enthält: 1.332 kJ/320 kcal, 17 g E, 36 g KH, 11 g F, 1,5 g GFS, 4 g EUFS, 5,5 g MUFS, 30 mg Chol, 7 g Bst

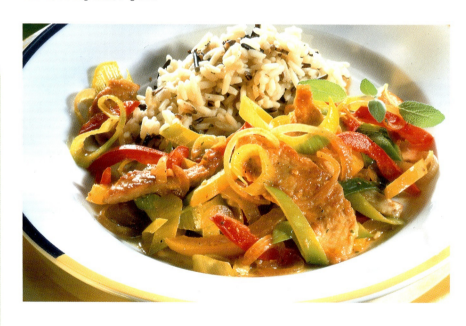

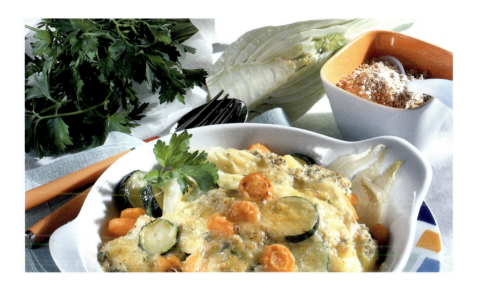

Gemüse mit Getreidekruste (1 Portion)

Zutaten: Jeweils 100 g Kartoffeln, Möhren, Fenchel, Zucchini, Jodsalz, 1 TL Becel Diät Pflanzencreme, 30 g grob geschrotetes 6-Korn-Getreide, 25 g Becel Diät Schmelzzart, Pfeffer, 2 EL gehackte Petersilie, 1 EL geriebenen Käse (Gouda 30 % Fett i. Tr.)

Zubereitung: Gemüse waschen, putzen und in mundgerechte Stücke schneiden. In kochendes Salzwasser zuerst die Kartoffeln geben, nach ca. 5 Minuten das restliche Gemüse zugeben und weitere 5 Minuten garen. Von dem Gemüsekochwasser 1/8 l auffangen. Gemüse in eine mit Diät Pflanzencreme gefettete Auflaufform geben. Gemüsekochwasser zum Kochen bringen, Getreideschrot einrühren und kurz aufkochen, Diät Schmelzzart darin schmelzen, mit Pfeffer, Petersilie und Salz abschmecken. Die Getreidemasse über das Gemüse geben, 10 Minuten im Backofen bei 200 Grad backen. Anschließend Käse darüber streuen und 5 Minuten unter dem Grill bräunen.

1 Portion enthält: 1.355 kJ/325 kcal, 16 g E, 41 g KH, 10 g F, 2,5 g GFS, 3,0 g EUFS, 4,5 g MUFS, 9 mg Chol, 13 g Bst

PRAKTISCHE TIPPS
ZUR ERNÄHRUNG

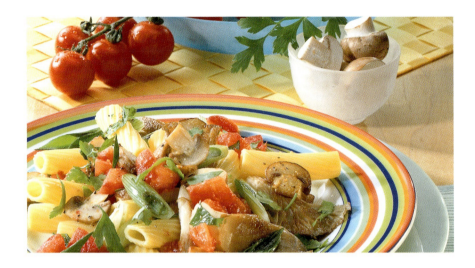

Nudeln mit Pilz-Tomaten-Ragout (2 Portionen)

Zutaten: Je 150 g frische Champignons und Austernpilze, 2 große Tomaten, 200 g Rigatoni, 1 EL Becel Diät Pflanzencreme, 1 1/2 Frühlingszwiebeln, 1 EL trockener Weißwein, 50 ml Gemüsebrühe, Jodsalz, Pfeffer, Zucker, gemahlener Koriander, 1 EL gehackte Petersilie

Zubereitung: Pilze mit einem Pinsel sauber bürsten. Champignons vierteln und Austernpilze in mundgerechte Stücke schneiden. Tomaten in kochendes Wasser tauchen, kalt abschrecken und die Haut abziehen. Tomaten vierteln, entkernen und das Fruchtfleisch in 1 cm große Würfel schneiden. Nudeln nach Packungsanleitung zubereiten. Diät Pflanzencreme in einer beschichteten Pfanne erhitzen und Pilze darin anbraten. Frühlingszwiebel putzen, in breite Ringe schneiden und dazu geben. Mit Weißwein ablöschen, Tomatenwürfel und Gemüsebrühe zufügen und etwa 3 Minuten bei mittlerer Hitze kochen. Mit Gewürzen abschmecken. Petersilie untermischen.

1 Portion enthält: 1.695 kJ/405 kcal, 18 g E, 66 g KH, 6,5 g F, 1,0 g GFS, 2,0 g EUFS, 3,5 g MUFS, 0 mg Chol, 16 g Bst

PRAKTISCHE TIPPS
ZUR ERNÄHRUNG

Abendbrot

Pfeffermakrele auf Schwarzbrot (1 Portion)

Zutaten: 1 Scheibe Schwarzbrot, 1 TL Becel vital fettarme Diät Margarine, 1 Salatblatt, 60 g geräucherte Pfeffermakrele, etwas Dill

Zubereitung: Schwarzbrot mit vital fettarme Diät Margarine bestreichen, zuerst das Salatblatt, dann die Makrele darauf legen. Mit etwas Dill dekorieren.

1 Portion enthält: 950 kJ/225 kcal, 15 g E, 19 g KH, 10 g F, 2,5 g GFS, 4,0 g EUFS, 3,5 g MUFS, 47 mg Chol, 4 g Bst

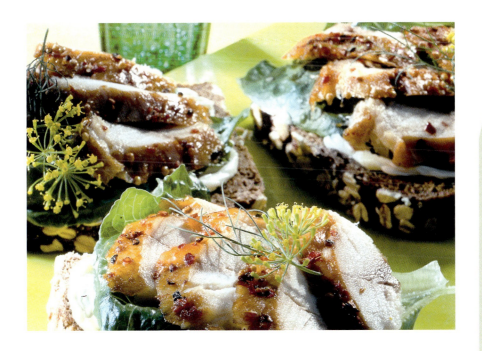

Sprossenbrot (1 Portion)

Zutaten: 1 Scheibe Sonnenblumenbrot, 1 TL Becel vital fettarme Diät Margarine, 2 EL Hüttenkäse, 1 Tomate, 1 dicke Scheibe Gurke, 1 EL Alfalfasprossen, etwas Schnittlauch, Petersilie, bunter Pfeffer, Jodsalz

Zubereitung: Brotscheibe mit Diät Margarine und Hüttenkäse bestreichen. Entkernte Tomate und Gurke würfeln und auf dem Käse verteilen. Brot mit Sprossen, Schnittlauch und mit Petersilie dekorieren. Mit gemahlenem Pfeffer und Salz würzen.

1 Portion enthält: 745 kJ/175 kcal, 9 g E, 24 g KH, 5 g F, 1,6 g GFS, 1,4 g EUFS, 2,0 g MUFS, 6 mg Chol, 4 g Bst

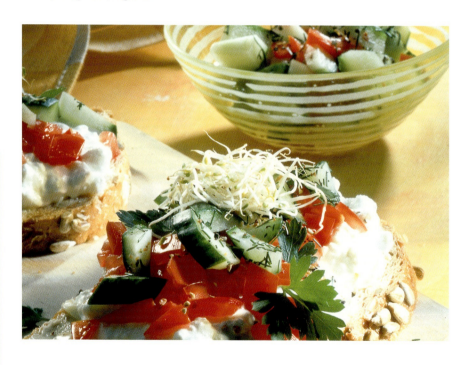

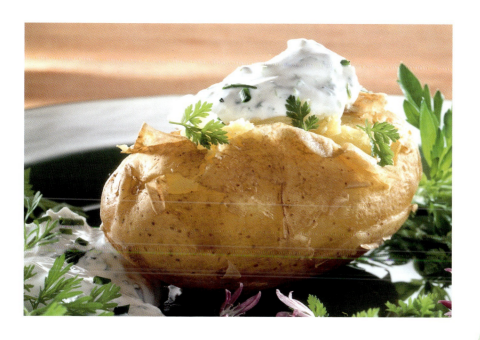

Pellkartoffeln mit Frühlingsquark (2 Portionen)

Zutaten: 500 g Kartoffeln, Jodsalz, 200 g Magerquark, 1 EL Becel Diät Salatcreme, 2–3 EL fettarme Milch, 100 g Frühlingszwiebeln, 1 Bund Schnittlauch, Prise Knoblauchsalz, Zitronensaft, Pfeffer

Zubereitung: Kartoffeln waschen und in kochendem Salzwasser etwa 20 Minuten garen lassen. Magerquark, Salatcreme und Milch cremig rühren. Frühlingszwiebeln putzen und würfeln, gewaschenen Schnittlauch klein hacken. Zusammen unter die Quarkcreme heben und mit Knoblauchsalz, Zitronensaft und Pfeffer abschmecken.

1 Portion enthält: 1.250 kJ/295 kcal, 20 g E, 47 g KH, 3 g F, 0,6 g GFS, 0,7 g EUFS, 1,7 g MUFS, 2 mg Chol, 8 g Bst

PRAKTISCHE TIPPS
ZUR ERNÄHRUNG

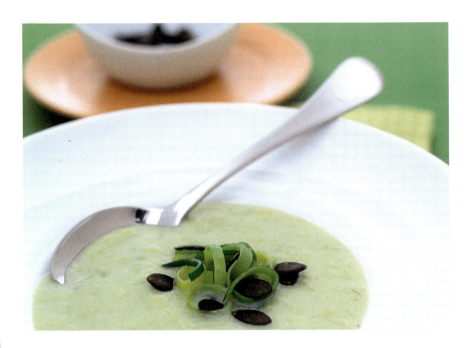

Lauch-Kartoffelcreme-Suppe (2 Portionen)

Zutaten: 200 g Lauch, 200 g Kartoffeln, 100 ml Gemüsebrühe, 500 ml fettarme Milch, Salz, Pfeffer, 1 TL Zitronensaft, 1 TL Kürbiskerne

Zubereitung: Lauch und Kartoffeln waschen, schälen und klein schneiden. Diät für die warme Küche in einem Topf erhitzen und das Gemüse, bis auf 2 EL Lauchringe, darin dünsten. Gemüsebrühe dazu geben und bei schwacher Hitze zugedeckt ca. 15 Minuten kochen. Milch zufügen, Suppe mit einem Stabmixer fein pürieren und aufkochen. Mit Salz, Pfeffer und Zitronensaft abschmecken. Restliche Lauchringe in wenig kochendem Wasser blanchieren, kalt abschrecken und abtropfen lassen. Auf Suppenteller verteilen und mit Kürbiskernen und Lauchringen bestreuen.

1 Portion enthält: 1.014 kJ/242 kcal, 9 g E, 26 g KH, 9 g F, 4 g GFS, 2,5 g EUFS, 2,5 g MUFS, 13 mg Chol, 3 g Bst

Blattsalat mit Bündnerfleisch (2 Portionen)

Zutaten: 175 g Blattsalat (Frisée, Feldsalat, Rucola, Eichblatt), 1 kleine rote Zwiebel, 1 mittelgroße Möhre, 30 g Bündnerfleisch (in Scheiben), 40 g Mungobohnensprossen, 20 g Alfalfa-Sprossen, 2 EL Essig, 3 EL fettarmer Joghurt, 2 TL milder Senf, 2 EL Becel Omega-3-Pflanzenöl, 2 Scheiben Vollkornbrot, 10 g Becel vital fettarme Diät Margarine

Zubereitung: Blattsalat putzen, waschen und in mundgerechte Stücke zupfen. Zwiebel abziehen und in Ringe schneiden. Sprossen kalt abspülen. Möhre putzen, waschen und mit einem Sparschäler in dünne, breite Streifen schneiden. Bündnerfleisch zusammen mit den übrigen Salatzutaten auf einem Teller anrichten, die Sprossen darauf verteilen. Für das Dressing Essig, Joghurt, Senf und Omega-3-Pflanzenöl miteinander verrühren, über den Salat geben. Vollkornbrot mit Diät Margarine bestreichen und zum Salat servieren.

1 Portion enthält: 1.351 kJ/325 kcal, 17 g E, 25 g KH, 17 g F, 4,0 g GFS, 6,5 g EUFS, 6,5 g MUFS, 11 mg Chol, 8 g Bst

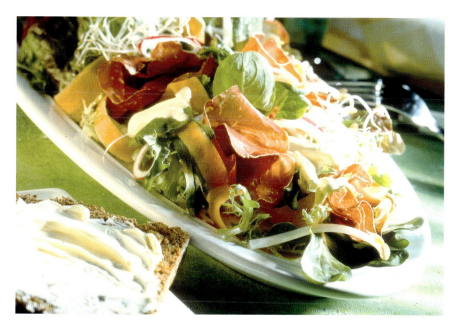

Literaturverzeichnis

Aid Infodienst Verbraucherschutz, Ernährung, Landwirtschaft e. V. (Hrsg.): Schek, Alexandra: Rundum fit – mit Sport und Ernährung. Bonn 2004

Deutsche Gesellschaft für Ernährung e. V.: Ich nehme ab – Programm zur Gewichtsreduktion. Bonn 2004

DSV (Hrsg.), Kohler, Andrea: Nordic Walking, Kräftigen und Dehnen. Planegg 2006

DSV (Hrsg.), Hölig, Wencke: DSV nordic aktiv Ausbildungskonzept. Planegg 2005

DSV (Hrsg.), Wörle, Alexander/Kohler Andrea: DSV nordic aktiv. Ausbildungsunterlagen für Nordic Walking Trainer. Planegg 2006

Hottenrott Prof. Dr., Kuno: Ausdauertraining mit System. Dr. Loges + Co. GmbH. Winsen 2004